Pourquoi j'ai faim ?

Dr Marie Thirion

Pourquoi j'ai faim ?

De la peur de manquer aux folies des régimes

Albin Michel

À Colette Jacob qui, la veille de sa mort, m'a demandé d'écrire ce texte dont nous parlions depuis des années,

À mes filles et à leurs petits qui avaient tout compris avant moi,

À Marie-France et aux Chélonidées d'amour,

À mon homme, pour sa patience et pour ses impatiences...

Je dédie ce travail à Amélie Nothomb, merveilleux auteur de *Biographie de la faim*. Dévoré avec béatitude, son livre m'avait laissée… sur ma faim ! Il me manquait des hormones, des sensations, des fonctionnements. Il me manquait tout ce que je ne savais pas. Il me manquait les basses réalités et le pourquoi de moi. Il me manquait du corps.

Alors parlons corps, parlons biologie…

Merci Amélie.

Introduction

J'ai faim, tu as faim, il a sûrement faim, nous allons avoir faim, vous devez avoir faim, ils ont faim, faim, faim… Trois, quatre, six ou dix fois par jour, ce petit mot est là dans nos têtes – dans nos têtes, mais aussi dans nos paroles et dans nos gestes.

N'est-ce pas le mot le plus fréquent, le plus utile de notre langage courant ? On le prononce au-dessus des berceaux, au premier pleur des bébés, il nous poursuit de l'enfance à la dévorante adolescence, des extases alimentaires de notre vie d'adulte au régime à commencer – juré, craché – dès lundi prochain. Il nous rattrape encore à notre faim dernière… Les tombeaux anciens et les chambres funéraires des pyramides n'étaient-ils pas de vastes garde-manger… ?

Et ce mot n'a aucune neutralité. Les émotions les plus archaïques s'y télescopent. La folie semble toute proche, prête à nous envahir, pour quelques heures de retard dans un repas, quelques calories en moins pendant quelques jours, devant un frigo un peu vide…

Je ne saurais dire si d'autres langues ont une telle richesse, mais les expressions françaises populaires sur la faim sont impressionnantes. On *meurt* de faim, on *crève* de faim, on a *la dalle*. Si l'on ne mange pas, vite, vite, ce sera terrible.

Les mots de la faim nous transforment en bête sauvage qui « a les crocs », une faim « de loup », « d'ogre », « de loup-garou ». Nous avons la fringale. La faim pourrait faire de chacun de nous un sous-homme « qui dévorerait son père et sa mère », capable de manger « comme un cochon », « comme un chien », de « dévorer la viande avec les poils » et même de « lécher la soupe sur la tête d'un pouilleux ». Il existe des dizaines de ces expressions qui disent et nous répètent que nous sommes prêts à retrouver notre animalité la plus féroce pour quelque chose à manger ! Nous pourrions penser que ces expressions populaires ne sont que des survivances des grandes famines du Moyen Âge ou des longues disettes hivernales des campagnes où la peur de manquer jusqu'aux moissons suivantes était le lot commun de la presque totalité de la population. Sortis de nos forêts paléolithiques, est-il encore possible, malgré la persistance des mots dans le langage courant, de nous reconnaître dans cet imaginaire trivial et violent d'ogres, de loups ou de fringales ? Nous sommes au troisième millénaire, que diable, dans un pays évolué !

Mais nous traînons dans nos têtes des angoisses extrêmement archaïques : pendant des millénaires les humains ont eu peur de ne pas trouver jour après jour les moyens de se nourrir. Jusqu'au milieu du XXe siècle, le travail des champs, la chasse, la pêche, l'entretien d'animaux domestiques et la préparation des repas représentaient plus de 90 % du temps d'éveil des humains. Les activités ludiques ou intellectuelles étaient réservées à une petite élite payant des personnes pour travailler à leur place. Les autres, tous les autres, passaient leur vie à s'occuper de se nourrir. Dans cette longue errance alimentaire, il semble n'y avoir eu que deux étapes majeures, deux sauts qualitatifs qui ont tout changé.

Les débuts de l'agriculture et de la propriété, il y a cinq à dix mille ans environ, correspondent à une première évolution. Dès que les humains ont sélectionné les premières céréales, cultivé leur premier champ de blé, puis de légumes, ils ont voulu posséder la terre qu'ils ensemençaient. Posséder aussi la terre qui nourrissait les troupeaux, et le puits qui les abreuvait. Qui dit posséder la terre dit la défendre. Ils se sont sédentarisés pour rester à proximité. Qui dit défendre dit organiser des tribus et des clans, le plus puissants possible, le plus soudés possible. De façon universelle, le lien le plus fort est le lien du sang. En s'entourant de ses frères, de ses fils, de serviteurs ayant signé un « pacte de sang », d'esclaves soumis, un homme pouvait défendre sa terre. Pour avoir des fils, il lui fallait soumettre et posséder les femmes, seule assurance que les enfants seraient de lui. Le blé planté les nourrirait. Le champ leur serait transmis. Et cela de génération en génération. Dans l'imaginaire commun à tous les pays de la planète vivant d'agriculture et de chasse, les femmes étaient choisies sur les signes extérieurs de fécondité : hanches larges, poitrine volumineuse, relative obésité. Pour les rendre nubiles plus précocement (dès 8 ou 9 ans), certaines tribus du Maghreb avaient même l'habitude d'engraisser monstrueusement les petites filles[1]. La surcharge pondérale plantureuse en seins et en fesses était le canon de beauté de l'épouse. La minceur était réservée aux femmes de plaisir, danseuses, musiciennes, concubines non chargées d'assurer la descendance.

La deuxième révolution nutritionnelle est toute récente. On peut la dater en Europe après la Seconde Guerre mondiale. Elle suit le développement massif de l'industrie mécanique et de l'industrie chimique. Tracteurs et engrais ont envahi les champs. La culture et l'élevage deviennent intensifs, couvrant d'immenses territoires. La production de chaque parcelle est démultipliée par les engrais, les désherbants, les pesticides, les antimycosiques, les antiparasites... Les matières agricoles sont transformées en produits complexes et voyagent, avant consommation, d'un bout à l'autre de la planète. Vers 1960 apparaissent les premiers supermarchés, étalant aux yeux des consommateurs des emballages multicolores et alléchants. Les cerveaux qui n'avaient connu que l'inquiétude de manquer ont soudain une pléthore d'aliments à disposition. L'emballement alimentaire, par désir et appétit, était obligatoire. Première raison de surpoids et de surtaille de l'espèce humaine en un siècle. Du moins en apparence.

Malgré cette soudaine abondance, la peur de la faim nous guette-t-elle toujours ? Les émotions profondes sont-elles au rendez-vous de notre quotidien ?

La même peur est toujours là, mais elle a changé de mots. Elle se fait plus insidieuse, plus « médicale » aussi. Un repas en retard et nous avons « la tête qui tourne », « les jambes qui flageolent », « l'estomac dans les talons », « le ventre qui gargouille ». Fatigue, hypotonie, faiblesse, tête vide, impossibilité à assembler ses idées, sueur et bouffées de chaleur... nous serions au bord du malaise. À ce ressenti que nous connaissons tous, nous avons donné un nom moderne, médical, grave, justifiant tous les comportements : l'*hypoglycémie*.

Le mot est lâché. C'est sans doute le plus connu, le plus utilisé des termes scientifiques. Le moins déformé aussi, c'est tellement important. Il faut l'apprendre vite et l'utiliser à bon escient, du moins le croit-on. On l'entend dans les campagnes les plus reculées et dans les amphithéâtres de médecine. On l'entend – angoissant et intrusif – devant le bébé qui vient de naître. Culpabilisant pour la mère d'un enfant qui hurle pour réclamer son goûter. Agressif quand le repas n'est pas prêt à l'heure. En moins de cinquante ans, et au mépris de toute réalité scientifique, tout le monde se l'est approprié et l'a installé dans le langage courant. C'est le mot médical le plus dit, le plus redit, le plus répété. À chaque moment de notre vie, où quelques signes végétatifs tentent de nous rappeler que le corps « parle », c'est ce qui nous vient en premier : manger, manger pour calmer « ça ». On ne peut même pas dire que c'est l'*idée* qui nous vient en premier. Nous sommes en deçà de l'idée, dans l'irrationnel, dans l'émotion pure, dans l'inconscient informulable d'une peur des plus primitives. Nous l'appelons hypoglycémie, nous l'appelons faim...

Bien entendu, la confusion est totale. En dehors des personnes diabétiques, des nouveau-nés malades et de quelques pathologies très rares (les insulinomes, certaines maladies métaboliques), l'hypoglycémie authentique – manque grave de glucose dans le sang – n'existe pas. Elle n'a jamais existé. Sinon les chasseurs-cueilleurs qui ne trouvaient à se nourrir que de loin en loin, une ou deux fois par jour à la bonne saison et de rares fois pendant l'hiver, n'auraient jamais survécu. Elle n'existe pas parce que la faim-famine, la vraie, celle où aucun apport alimentaire n'est possible, ne tue jamais en un ou deux jours et ne tue pas par hypoglycémie. Regardez les grévistes de la faim dont nous parlent nos journaux télévisés. Vous rappelez-vous Bobby Sands et ses neuf camarades militants de l'IRA morts dans une prison irlandaise en 1981 ? Il leur a fallu plus de soixante jours pour mourir. Mme Thatcher et les autorités anglaises de l'époque n'avaient pas voulu céder. La mort atroce de dix jeunes hommes, allés jusqu'au bout de leur résistance qui a fait la une des journaux pendant des semaines et fait découvrir au monde entier le combat de l'IRA resté jusque-là de peu d'intérêt pour le reste de la planète. Plus près de nous, le militant pacifiste Guillermo Farinas a résisté à vingt-quatre grèves de la faim pour défendre ses compagnons résistants incarcérés à Cuba, dont sept mois sans manger en 2006, cent trente-quatre jours en 2010, avant de recevoir le 20 octobre 2010 le prix Sakharov pour son courage. Les photos de son corps décharné ont fait le tour du monde. Cet homme exceptionnel nous le prouve : il faut des mois pour mourir de faim. C'est la façon la plus lente de mourir.

Le but de ce livre est d'essayer de comprendre pourquoi la faim et tout ce qui tourne autour a un tel impact dans nos vies et dans nos imaginaires. Essayer de comprendre l'intensité des émotions soulevées lorsque la régularité ou la sécurité de nos apports semble compromise, même de façon très transitoire. Il faudra donc raconter comment se construisent les premières expériences alimentaires, les premières sensations de manque, le climat émotionnel de ces moments clés des apprentissages, moments où s'inscrivent dans notre cerveau les tout premiers acquis qui petit à petit construiront notre personnalité. Décrire comment se fait cette inscription.

Il sera donc question du bébé, de ce qu'il vit, de ce qu'il subit, de ce qu'il apprend, de ce qu'il enregistre pour toujours au plus profond de son cerveau.

Il y aura ensuite des applications pratiques tout à fait essentielles sur l'acquisition d'un équilibre alimentaire fondé sur le juste réglage des hormones périphériques et de la subtile alchimie cérébrale qui nous permet de moduler chaque jour, plusieurs fois par jour, notre appétit, notre satiété, et l'intense satisfaction que nous ressentons lorsque notre corps, notre cerveau, se croient satisfaits.

Le corps n'est pas une mécanique. Notre corps raconte notre histoire. Nos expériences d'hier conditionnent nos fonctionnements d'aujourd'hui. Plus la fonction corporelle est essentielle à la vie, plus les mécanismes de réglage et d'équilibre sont complexes et involontaires. Ils commencent à la première minute de vie. Ils se régulent et se perfectionnent au fur et à mesure de nos expériences, ils se mettent à jour en fonction du contexte émotionnel dans lequel nous vivons.

Volontairement, je n'aborderai pas l'aspect nutritionnel direct, les menus ou calculs caloriques, les habitudes alimentaires actuelles, celles des régimes et les diktats des journaux de mode. Il existe des milliers de livres et d'articles publiés chaque année sur ce thème, avec une incroyable épidémie dès le mois de mars dans la presse féminine. Mon propos se limitera non à ce que nous mangeons et devrions, paraît-il, manger, mais aux raisons qui nous font manger. Aux conditions qui nous donnent faim et à celles qui nous rassasient. À ce que nous en comprenons, et à tout l'inconscient du corps : l'appel de nos cellules, nos chromosomes, nos apprentissages, nos peurs et nos plaisirs. Il ne s'agira donc pas de reprendre les théories psychologiques et psychiatriques qui pour certains sont la principale cause des dérapages alimentaires. Elles font l'objet de multiples et passionnantes publications. Je veux rester au niveau du corps, de notre être de chair, de ses fonctionnements triviaux si mal connus. Faire la part de ce qui est faim, plaisir, satiété, appétit dans ses régulations précises.

L'appétit est un équilibre, mais ce n'est pas un équilibre inné. C'est un équilibre qui se construit, qui se modifie, qui se dérègle, qui se modifie encore. Bien entendu, dans un environnement stable, dans une régularité du quotidien, il semble acquis. Il est acquis et même tellement fixé que la moindre modification volontaire est très vite battue en brèche. Le corps dès que possible reprend ses anciennes positions. Il nous ramène tant qu'il le peut à ce que nous voulions quitter, à ce qui le fait *lui*. D'où les déceptions devant l'échec de tant de régimes, lorsque nous avions cru que notre volonté pourrait commander un équilibre profond du corps.

En comprenant mieux les différents paramètres de cet équilibre et les multiples facteurs possibles de déséquilibre, nous pourrons peut-être mieux apprécier la faim, cette merveilleuse pulsion qui nous fait vivre, déguster, grandir et durer…

PREMIÈRE PARTIE

LA FAIM, L'APPÉTIT, LE BESOIN, LE DÉSIR ET L'ENVIE

1

La faim, quelle faim ?

« Existe-t-il une faim du ventre qui ne soit l'indice d'une faim généralisée ? Par faim, j'entends ce manque effroyable de l'être entier, ce vide tenaillant, cette aspiration non tant à l'utopique plénitude qu'à la simple réalité : là où il n'y a rien, j'implore qu'il y ait quelque chose. »

Amélie Nothomb,
*Biographie de la faim**.

La faim est une pulsion ; l'appétit est un équilibre. Entre ces deux notions, un univers : celui des apprentissages, des réglages inconscients et conscients du corps, celui de l'éducation et celui du plaisir, notre perpétuelle recherche ! Or, dans le langage courant, nous utilisons indifféremment le mot faim pour parler de l'un ou l'autre, chaque fois que nous envisageons qu'il est *temps* de trouver à manger.

Nous connaissons tous les signaux ressentis : des gargouillements abdominaux, une contraction désagréable de l'estomac, la tête qui flotte, impression de malaise imminent,

* Amélie Nothomb, *Biographie de la faim*, Albin Michel, 2004, p. 27.

envie puissante de trouver rapidement quelque chose pour se nourrir. *Ces signaux sont toujours préventifs,* pour éviter toute baisse des réserves énergétiques. Nous avons plusieurs réserves où puiser ce qui est nécessaire pour ne jamais – je dis bien jamais – risquer de nous mettre en carence grave ou en hypoglycémie. Jamais parce que nos réserves (à condition de trouver à boire) nous font tenir facilement dix à quinze jours. Jamais, parce qu'il faut plus d'un mois de jeûne absolu avant que le corps se mette à en souffrir.

Pourtant, dans notre quotidien, nous cherchons de la nourriture à un rythme rapide, toutes les trois à cinq heures environ. Le signal de « faim » – impérieux quoique non urgent – est donc émis à partir de plusieurs composantes qu'il est essentiel de détailler.

Dans presque toutes les langues de la planète, l'étymologie fait référence à la notion d'essentiel, de désir absolu, à ce qui est *fameux*, ce dont on parle. La faim, on en parle, et pas toujours en bien… En français, « faim » vient du latin *fames*. Dans l'Antiquité gréco-latine, la déesse Fama (πείνα, *pina* en grec, fille d'Eris, déesse de la discorde) est l'incarnation de la force incontrôlable, de la malsaine renommée et de la mauvaise réputation (!). « Virgile la décrit comme un être effrayant avec d'innombrables gueules et autant de langues qui ne cessent de jacasser. Dans l'art plastique, elle est représentée avec des ailes permettant la diffusion rapide des rumeurs et une trompette avec laquelle elle “claironne” ses vérités et ses mensonges[1]. »

Le mot russe голод (*golod*) vient de la racine gréco-byzantine qui signifie désir intense ; le caractère chinois 饥 (*ji*) associe le radical de manger à celui d'un événement dramatique, urgent. Partout le même sens, à partir de mots primitifs, très archaïques, non symbolisés, pour traduire une évidence universelle : urgence, drame, cris, intensité, désir total…

Il n'y a pas une foule de mots, mais il y a des dizaines de facteurs déclenchants, de circonstances où ce que nous appelons faim se manifeste dans notre corps. Il est fort intéressant de les détailler.

Les faims historiques

La famine

Faim et famine dérivent du même mot latin *fames*. La famine, sur le strict plan étymologique, c'est la « petite faim », la disparition de la faim, le moment où la faim ne peut même plus se dire et se manifester. La famine, c'est le manque nutritionnel chronique, prolongé, interminable qui au cours des siècles a conduit à la mort des multitudes. Dans son sens réel, la famine ne s'applique qu'à l'échelon d'une population, pas des individus. La famine est encore en ce début du XXIe siècle une source de mortalité énorme chez les enfants comme chez les adultes. La famine elle-même se subdivise en trois grandes réalités distinctes : la *dénutrition* globale par carence alimentaire quantitative généralisée, la *malnutrition* par carence en tel ou tel nutriment (la plus connue est la dénutrition spécifique en protéines, appelée par les médecins Kwashiorkor, qui affecte gravement les jeunes enfants des pays défavorisés après le sevrage de lait maternel) et l'*inanition*, épuisement de l'organisme par carence généralisée majeure et prolongée qui précède de peu la mort.

La famine, ses conséquences, sa répartition mondiale, ne

sont évidemment pas le sujet de cet ouvrage. Il est pourtant essentiel de la nommer ici. Pour de nombreuses personnes, quel que soit leur âge, un simple retard alimentaire ou le fait de ne pas savoir de quoi sera fait le repas suivant les situe instantanément dans un imaginaire de famine : peur de manquer, peur d'en mourir. En dehors de drames économiques, sociaux ou politiques (guerres et pauvreté massive), les seuls humains qui peuvent se mettre anormalement en « petite faim », ce sont quelques bébés du premier mois allaités au sein. S'ils ne savent pas déclencher la lactation de leur mère, si rien ne vient lorsqu'ils tètent, il arrive qu'au lieu de crier et de se démener pour être nourris ils se mettent en « économie d'énergie ». Comme les grévistes de la faim, ils bougent très peu, dorment beaucoup, réclament rarement. Leur organisme tente d'éviter toutes les pertes possibles. Ces bébés trop sages, tellement « faciles », sont l'un des pièges de la pédiatrie des premières semaines.

La fringale

Dans le langage courant vient souvent le mot fringale, lui aussi très lourd de sens : la fringale (du latin *fames caballi*, la faim des chevaux) en vieux français celte, c'était la « faim-walle », la faim mauvaise (du bas breton *gwall*, mauvais), décrite en Irlande au cours des monstrueuses famines qui ont ravagé l'île. La fringale, terme vétérinaire donc, est un accès violent de folie, un monstrueux baroud d'honneur qui s'empare des chevaux mourant de faim, refusant de bouger et de travailler, juste avant de s'écrouler définitivement. Dans le Poitou, un faimvallier, c'est un gros mangeur, un Gargantua.

Famine et fringale ont disparu d'Europe depuis plus de trois cents ans, mais ces mots règnent encore en maîtres, sans doute ranimés dans l'imaginaire collectif par les grandes pénuries alimentaires des périodes de guerre, de crises économiques, et par la pauvreté chronique d'une large part de la population. « Manger, c'est à la fois se nourrir et se souvenir… Cela nous dit combien il est difficile de se détacher d'une tradition alimentaire, familiale, provinciale ou religieuse[2]. » Cet imaginaire se « parle » couramment : j'ai l'estomac qui crie famine, j'ai une fringale d'enfer, je crève de faim, j'ai la dalle (il est question ici de cimetière). Dans nos pays d'abondance, la peur de mourir n'a donc pas disparu. Je me suis longtemps demandé si toutes les cultures, dans d'autres pays de la planète, avaient autant d'expressions négatives pour traduire l'angoisse du manque alimentaire. Or le résultat semble assez paradoxal. Lorsque le manque d'aliments est une réalité quotidienne que les populations assument cahin-caha, alors même que la pauvreté et le manque alimentaire sont bien réels, les proverbes, les expressions populaires parlent de plaisir et de convivialité. On se réjouit du moindre moment de bon repas. Il y est peu question de mourir de faim quotidiennement. Il n'y transparaît pas une angoisse aussi radicale. Il y a fort à parier que nos fringales persistantes ont plus à voir avec les expériences négatives du maternage traditionnel en Europe (en tout cas ce que nous en savons du dernier siècle) qu'avec le statut nutritionnel de la population. Il s'agit là d'une hypothèse que je détaillerai dans cet ouvrage. Retenons pour le moment que notre fringale est avant tout une crise de folie aiguë, une perte de contrôle, inscrite au plus profond de nous, par peur irraisonnée de manquer. Une *compulsion alimentaire*, mot qui ne passera pas dans le langage courant !

La disette

La faim chronique, c'est aussi la disette. Curieux mot à la sonorité bénigne dont le sens est étymologiquement « le manque, la privation ». Dans notre société de pléthore alimentaire il a plus ou moins perdu son sens nutritionnel, mais reste actif dans les esprits pour tout ce qui pourrait nous manquer : les idées, les mots, les livres, les connaissances. Il revient lors des agitations sociales ou politiques où l'on craint un défaut d'approvisionnement. Les ruées immédiates sur les paquets de sucre ou les bouteilles d'huile dans les boutiques nous ramènent à cette disette, cette peur de manquer jamais oubliée. « Que va-t-on manger ce soir ? » s'inquiétait chaque jour ma grand-mère en se levant de table. Pourtant la maisonnée ne manquait de rien.

Les faims paniques

Certaines personnes vivent sur un mode violent, extrêmement angoissant, les simples appels du corps. À certaines heures de la journée, souvent la même, en fin de matinée par exemple, l'idée de manquer prend tout à coup une tonalité d'urgence absolue. Il leur faut trouver à manger tout de suite, de peur d'en mourir. Bien sûr, le nom qui vient immédiatement à l'esprit sera « hypoglycémie ». Certaines vont jusqu'à contrôler leur sucre sanguin par des tests au bout du doigt. La lecture d'un chiffre normal ne les rassure pas pour autant. La sensation de mort imminente, de malaise absolu, ne cède qu'à un apport alimentaire, même d'un simple morceau de sucre. Et se reproduit à l'identique dans les jours suivants, sans que rien, ni la raison, ni les tests sanguins, ni la normalité évidente, ni un solide petit déjeuner quelques heures avant, n'arrive à calmer cette angoisse. Ces personnes peuvent à d'autres moments de la journée discuter calmement, rationnellement, de cette sensation exagérée, mais ne rien contrôler quand l'accès de panique leur « tombe dessus ». Il leur faut manger, manger tout de suite, si possible du sucré… Il y a lieu de se demander quelle angoisse cherche ainsi à remonter à la surface, déclenchée par quoi, conditionnée par quoi. Nous y reviendrons.

Les faims automatiques du quotidien

Il s'agit là des faims provoquées de façon tout à fait inconsciente par notre cerveau le plus profond, hypothalamique. Une zone du cerveau chargée de réguler jour après jour le fonctionnement automatique du corps. Présentons-le d'emblée : tout au long de cet ouvrage, nous le nommerons *le Crocodile* ou parfois cerveau reptilien. Parce que c'est la zone la plus archaïque du cerveau, celle que nous avons en commun avec les animaux les plus primitifs, avec les insectes et avec les reptiles. Une zone très peu ou non contrôlée par la volonté ou la raison. Une zone qui échappe à toute tentative de changement volontaire.

Les faims crocodiles sont des faims systématiques, non modulées par les besoins réels, ni par les modifications de l'environnement. Ce sont des faims d'habitude.

La faim-pendule

Celle-ci, la plus évidente, quotidienne, est une affaire d'horaire. Si nous avons été éduqués dans une famille aux horaires assez fixes, nous avons faim très régulièrement à la même heure, tous les jours aux mêmes heures. La faim-pendule nous fait manger dès le réveil, parfois avec une urgence immense. Ce n'est pas elle qui nous réveille, car les signaux du corps n'existent pas pendant le sommeil (« qui dort, dîne », dit le proverbe). Ce sont des signaux transmis au cerveau conscient, éveillé. Pour nous Européens occidentaux habitués à ces horaires, la faim-pendule nous fait regarder notre montre à peu près à heures fixes vers midi puis le soir. La faim-pendule pour certains se manifestera aussi à l'heure de goûter, en milieu de matinée ou d'après-midi, si ces personnes ont pris l'habitude de goûter régulièrement.

La faim-pendule ne nous dit rien de nos réserves nutritionnelles, ni du statut en glycogène de notre foie ou de nos muscles. Elle n'est qu'une habitude prise en mangeant à heures régulières. Notre cerveau profond, inconscient, lit l'heure à la lumière du soleil, et nous transmet fidèlement le message : « À cette heure-ci, d'habitude, tu manges, donc, vas-y. » Il est évident que le mode de vie occidental a donné un poids énorme à cette composante de la faim. Les chasseurs-cueilleurs ou les personnes à l'alimentation totalement désorganisée lui accordent beaucoup moins d'importance.

Il est intéressant de constater que cette faim peut cesser spontanément, sans aucun apport alimentaire. Si vous ne pouvez pas aller manger à votre heure habituelle, trop occupés par une activité qui ne vous laisse pas de temps libre, ni l'occasion de penser, vous allez ressentir la faim « comme d'habitude ».

Mais si vous continuez à travailler, à consacrer toute votre lucidité à élucider un problème qui vous tient à cœur, au bout d'un moment, sans que vous vous en rendiez compte, la faim cessera et ne réapparaîtra que longtemps après, à l'heure habituelle du repas suivant. Il existe donc une satiété (il serait plus juste de dire une non-faim) uniquement parce que ce n'est plus l'heure…

La faim-pendule est facilement modulable. Si nous prenons l'habitude de sauter un repas, toujours le même, tous les jours pendant deux à trois mois, par exemple de ne pas manger à midi (en mangeant bien matin et soir), l'horaire d'appel de milieu de journée peut disparaître totalement. Notre cerveau l'oubliera au profit de nouvelles habitudes.

Il est évident que ce que je dis là ne fonctionne que si aucune autre composante de la faim ne perturbe les signaux cérébraux. Or nous sommes rarement libres des autres composantes de notre faim. Continuons donc nos définitions.

La faim de saison

Très proche de cette faim-pendule, car liée elle aussi à la lumière du soleil, il y a une évolution saisonnière des prises alimentaires. Dès le mois de septembre en Europe, lorsque les jours commencent à raccourcir, le soleil à baisser sur l'horizon, nous commençons insensiblement à manger plus, des rations plus énergétiques. Les mécanismes de stockage sont à leur maximum, donc les prises de poids fréquentes. À la fin du printemps, quand la lumière monte, quand la nature fournit à profusion des fruits et des légumes, nous nous contentons de beaucoup moins.

Avant le début du XXe siècle et l'invention du chauffage

central, les humains peu nourris sortaient peu de chez eux en hiver, et même, pour les plus démunis, ne pouvaient sortir de leur lit, serrés les uns contre les autres, emmitouflés sous les édredons. Dans toutes les régions tempérées et subpolaires, les humains ne pouvaient survivre qu'en devenant, tels les ours ou les marmottes, des hibernants. Hibernants relatifs, dormant beaucoup, grignotant de temps à autre quelques fruits ou légumes séchés, quelques viandes conservées.

Comme tous les hibernants, il leur fallait donc se constituer de larges réserves internes de graisses pour survivre (au ralenti) pendant des mois, au froid et au manque de nutriments. Comme les autres animaux hibernants, nous sommes donc capables de stocker des graisses spéciales pour nous chauffer (graisses brunes) et des graisses (dites blanches, en réalité jaunes !) pour la couverture isolante sous-cutanée et pour les réserves nutritionnelles des organes en période de manque.

Ces mécanismes de régulation saisonnière sont encore inscrits dans nos gènes. La mémoire cellulaire de ce fonctionnement est bien présente, même si les voitures, le chauffage central, le confort moderne l'ont rendue inutile. C'est l'une des causes de variation des faims et rassasiements dont nous reparlerons longuement.

La faim-volume

Très proche de cette faim horaire, il est possible de décrire une faim et une satiété conditionnées par le simple regard. Appelons-la ici la faim-volume. Au coup d'œil nous mesurons le volume placé dans une assiette, nous comptons le nombre de plats servis, dans l'ordre que nous connaissons. Il ne s'agit en aucun cas d'un contrôle de qualité de l'aliment ou de l'équilibre global de l'apport nutritionnel. Il ne s'agit que d'une très sommaire vérification : il faut et il suffit, pour que la satiété puisse venir, que le volume repéré du repas soit celui dont nous avons l'habitude ou en soit très proche. Répétons-le parce que c'est essentiel : ce qui compte là, c'est le volume dans l'assiette, en aucun cas la composition énergétique ou qualitative de ce volume. Une personne habituée à une assiette presque vide sur laquelle s'étalent une feuille de salade, trois crevettes et un cornichon peut s'en trouver fort bien. Cette personne-là n'a en aucune façon besoin d'un énorme plat de purée pour satisfaire sa faim. À l'inverse, une personne qui ne connaît que les montagnes d'aliments dans l'assiette aura besoin chaque jour, à chaque repas, d'apercevoir ce même volume pour être satisfaite.

C'est en cela que les habitudes prises dans l'enfance peuvent être gravement néfastes. J'ai vu lors d'un voyage récent des parents servir leur enfant au petit déjeuner de l'hôtel : huit croissants plus trois sandwichs au fromage pour une (grosse !) petite fille de 3 ans ; une véritable montagne de sandwichs (je n'ai pu compter, mais il y en avait au minimum dix) pour un petit garçon de 4 ans aux joues difformes tellement il était gros. Un coup d'œil sur certains selfs à rations libres est effrayant : beaucoup de personnes se servent des parts gigantesques. Inutile de dire que ces volumes imposés ou tolérés dans l'enfance seront extrêmement difficiles à modifier. De même, la puériculture traditionnelle, avec des rations fixes de biberon puis ses diktats imposant aux enfants de finir leur assiette alors qu'ils n'ont pas choisi eux-mêmes ce qu'on leur a servi, est une grave atteinte à la capacité spontanée de réguler la faim et la satiété. L'équilibre alimentaire ne peut se construire qu'à partir de messages cérébraux profonds, tout à fait individuels. Le jeu subtil des hormones de la faim et de la satiété se module de l'intérieur. Pas sur le désir maternel de finir le plat. Amélie Nothomb l'a très bien décrit : « Papa est un martyr alimentaire. C'est un individu chez qui la faim fut injectée de force par l'extérieur puis perpétuellement réprimée. Lui qui fut un enfant délicat, sensible et malingre fut obligé de manger au nom d'un tel chantage affectif qu'il en vint à épouser la cause même de ses bourrelles et par imprimer à son estomac les dimensions de l'univers*. »

L'idéal serait, dans notre société d'abondance et d'obésité, de proposer de très petits volumes d'aliments dans les assiettes, de laisser les enfants choisir librement d'en prendre à nouveau ou non, et ne jamais, jamais, quoi qu'il arrive, les forcer à terminer leur assiette. Comprenons-nous bien, je parle ici de la seule composante volume du repas. Nous verrons plus loin les différents problèmes posés par l'appétence vers tel ou tel type d'aliments.

Faims-miroirs et faims-désirs

Nous sommes là dans le domaine des faims induites par une stimulation de l'environnement ou induites par l'imagination. La plus profonde est celle que je baptise ici la faim-miroir. Nous savons qu'il existe dans le cerveau des neurones – nommés justement neurones miroirs – qui induisent une réaction automatique d'imitation devant certains phénomènes dans un groupe social donné. Ils donnent une cohérence comportementale à un groupe humain ou animal. Nous en connais-

* *Ibid.*, p. 34.

sons plusieurs exemples : nous bâillons en voyant quelqu'un bâiller, nous avons soif en voyant servir un verre d'eau, les religieuses dans leur couvent synchronisent en quelques mois de promiscuité leurs dates d'ovulation, nous avons envie d'uriner au bruit de l'eau qui coule, la vue d'une scène érotique déclenche une excitation sexuelle. Dans le domaine qui nous intéresse ici, nous salivons automatiquement devant un aliment, devant quelqu'un qui mange, devant une affiche ou devant une odeur de nourriture.

Les faims-désirs sont des faims automatiques, partiellement conscientes, complexes car élaborées à partir des plaisirs de nos expériences antérieures. Passer devant une boulangerie à l'odeur de pain chaud ou devant la vitrine du boucher et ses poulets rôtis, entendre de notre bureau le bruit de casseroles dans la maison d'en face, regarder des acteurs manger sur un écran, imaginer tout à coup le plaisir de savourer tel ou tel aliment, de rencontrer à table telle ou telle personne, l'idée du délicieux moment de repos en silence devant une assiette, lire une appétissante recette de cuisine (illustrée c'est encore mieux !), admirer les multiples couleurs d'une vitrine de traiteur, tout cela et bien d'autres choses encore peuvent déclencher instantanément des signaux intenses de faim même peu de temps après un repas. Parfois, sans avoir faim, vous prenez une petite bouchée d'un aliment aimé, le chocolat par exemple. Le premier carré est délicieux. Vous vous laissez porter par le plaisir, baissez la vigilance et, tout à coup, découvrez que vous avez tout bonnement avalé la tablette.

Obtenir du plaisir, toujours plus de plaisir est l'un des moteurs de la vie. Notre corps ne s'en lasse pas, notre cerveau profond s'en donne les moyens. Seul un écrivain sait dire une telle intensité du désir : « [...] cette attente virulente mille fois comblée, exaucée jusqu'à l'extase intarissable et cependant jamais désaltérée, miracle du désir culminant dans la culminante jouissance*. »

Et malheureusement les publicitaires et commerçants l'ont compris avant nous. Les incitations à manger ont envahi les écrans de télévision ou les immenses affiches les rues, conduisant nos civilisations à des excès alimentaires, véritables dépendances au plaisir archaïque (j'utilise ici le mot dans le sens non raisonné) de se remplir de nourriture. Le rassasiement (très temporaire) de cette faim-là ne vient qu'avec l'intensité du plaisir, lorsque le plaisir obtenu est à l'exacte dimension du désir, donc du plaisir attendu. D'où les conseils souvent donnés : accompagner le repas d'un maximum de stimulations agréables de l'environnement, prendre le temps de goûter, de déguster, de siroter le plaisir amené par l'aliment. Au-delà des saveurs, nous recherchons des textures aimées, des aliments qui fondent en bouche, des biscuits craquants, des charcuteries juste salées comme il faut... Écoutons encore Amélie Nothomb : « Ne suffit-il pas d'avoir en bouche du très bon chocolat non seulement pour croire en Dieu, mais aussi pour se sentir en sa présence ? Dieu, ce n'est pas le chocolat, c'est la rencontre entre le chocolat et un palais capable de l'apprécier**. »

Tablant sur les associations inconscientes entre divers plaisirs, des chercheurs étudient à l'université d'Oxford des « aliments enrichis phoniquement », des sons donc pour améliorer l'attirance d'un aliment, au-delà de l'odeur et de l'apparence. Par exemple « servir » le bruit de la mer avec un plat de crustacés (un émetteur caché dans le plateau). Le chef cuisinier du restaurant *The Fat Duck*, élu meilleur établissement d'Angle-

---

* *Ibid.*, p. 64.

** *Ibid.*, p. 40.

terre, l'a testé avec ses clients. À la fin de l'expérience, ceux qui ont bénéficié du bruit des vagues jugeaient la fraîcheur des produits avec une note très supérieure aux autres. Nous n'avons pas fini de nous faire manipuler !

La faim-désir peut nous amener à des conduites aberrantes : remplir un Caddie de mille aliments inutiles, simplement parce qu'ils nous ont « tapé dans l'œil » (merci les supermarchés où tout est mis en évidence !), choix dans ce même Caddie d'aliments inadaptés, trop de biscuits, produits manufacturés, chocolats, charcuteries et autres « malbouffes » de l'agroalimentaire moderne.

Caractéristique de cette composante : la faim-désir peut se satisfaire en se déviant de son but. Poursuivre un but intellectuel passionnant, jouer sur son ordinateur, rire avec des amis, acheter trois paires de chaussures inutiles, se lancer dans n'importe quelle compulsion d'achats ou de jeux, peut nous faire oublier la sensation du corps et la recherche de nourriture !

Les faims de stimulation

Pour se développer puis se maintenir notre corps a besoin d'aliments. Mais pas seulement d'aliments. Notre corps a faim, une faim essentielle de stimulations de qualité et de motricité. On pourrait penser que nous allons décrire là une série d'évidences. Mais si certains points sont des évidences, d'autres ont été totalement occultés dans nos civilisations. Il n'est donc pas inutile de les définir précisément ici.

La faim des stimulations sensorielles

L'odeur des aliments, leur couleur, le patchwork coloré d'une assiette, la lumière douce sur la table, la musique en sourdine sont des composantes fondamentales du plaisir de manger. Et puis le goût, le goût surtout. Jour après jour depuis notre naissance nous avons dégusté, joui de toutes les saveurs : le sucré, le salé, l'amer, l'acide et l'umami*. Dès la vie intra-utérine, nous avions déjà nos préférences plus ou moins induites par la transmission du goût de l'alimentation de notre mère dans le liquide amniotique. Le tout petit fœtus dans son liquide goûte et goûte encore les composants gustatifs qui lui sont transmis. Le futur bébé indien apprend à apprécier le curry, le piment, et les multiples épices. Le futur bébé du fast-food apprend le goût des frites et des milk-shakes. Le futur bébé provençal apprend l'ail et l'anis. Ainsi, nous nous préparons longuement à l'alimentation de notre milieu culturel. Le bébé allaité continue cette reconnaissance des goûts à travers les modifications pluriquotidiennes de goût du lait de sa mère. Il s'y apprivoise, il se prépare à ses repas « de grand ».

En arrière-fond de ces apprentissages périnatals, dans une région beaucoup plus profonde des archaïsmes de l'espèce humaine, existe aussi une préférence universelle, valable pour tous les bébés de la planète : appétence forte pour le sucré,

* Wikipédia : « Il s'agit de la saveur particulière que l'on retrouve, par exemple, dans les bouillons de viande, les fromages, les champignons, certains thés et plus généralement dans la cuisine asiatique. La sensation umami est due à la stimulation par l'acide glutamique d'une classe particulière de neurones chémorécepteurs des papilles gustatives dont la membrane porte des récepteurs métabotropiques au glutamate. »

rejet de l'amer et de l'acide, goût modéré pour le salé. Un certain nombre d'expériences ont montré que tous les fœtus et les bébés nouveau-nés partagent ces mêmes goûts. Une des hypothèses proposées pour expliquer ce phénomène est celle d'une « transmission d'apprentissage » de génération en génération pour favoriser la survie de l'espèce. Le sucre et le goût sucré sont associés avec la plupart des aliments très énergétiques et presque jamais dangereux. À l'inverse, l'amer est plus fréquent dans les poisons et produits toxiques. Il y aurait donc une sorte de mémoire du gène, devenue une caractéristique humaine universelle.

Après la naissance, en fonction des différents aliments proposés, vont se préciser nos préférences. Une mauvaise odeur provoque du dégoût car associée depuis toujours avec l'idée de pourri, donc de non comestible. Nous allons apprendre à sélectionner une certaine proportion des principales saveurs, à en faire notre apport privilégié. Il y aura les becs sucrés, les amateurs de salé, les gens qui ne peuvent apprécier qu'une nourriture extrêmement épicée, alors que d'autres ne pourront même pas envisager d'y toucher. Il y aura le plaisir de l'acide, vinaigres, cornichons, et celui du velouté crémeux. Il y aura parfois l'impossibilité d'être paisible et rassasié sans un dessert ou un « petit quelque chose de sucré », malgré un repas plus que suffisant auparavant. Notre satiété dépend ainsi de nos préférences gustatives.

Il nous faut savoir que les techniciens de l'alimentation industrielle se sont penchés depuis des dizaines d'années sur cette question, dans l'espoir de créer des goûts et des dépendances à certains de leurs produits. Le « craquant » des biscuits d'apéritif, le bruit qu'ils font en bouche, ont été longuement étudiés (avec sondages à grande échelle dans la population, on se faisait recruter dans la rue... !) et améliorés. Les doses massives d'édulcorants dans tous les desserts, sodas, laitages dits *light* sont un moyen de susciter une énorme appétence pour le sucré. Moins connues mais d'autant plus inquiétantes, des recherches sont effectuées sur les moyens indécelables de vous rendre dépendant à certains aliments. Il existe déjà des produits chimiques, nommés « appétents », dans la recette de certains produits courants dont le seul but est d'ouvrir l'appétit et de créer le besoin d'en reprendre ! C'est vrai dans nos aliments, c'est vrai aussi avec les cigarettes pour augmenter la dépendance à la nicotine et nous faire consommer plus…

La faim sensorielle nous fait saliver : « J'en ai l'eau à la bouche », dit-on. En grec ancien, le mot σίαλον, *sialon*, dont dérive le latin *saliva*, a deux significations : la sécrétion par la bouche et le goût. La salive nous permet d'humidifier les aliments pour mieux en percevoir le goût car les saveurs sont beaucoup plus perceptibles à nos papilles quand elles sont en milieu hydrique. Les nouveau-nés qui se nourrissent de liquide ne salivent presque pas.

En dehors des repas, la salivation, réflexe inné, entretient une humidité permanente, ce qui facilite le contact, l'aisance, des éléments mobiles (langue-luette) dans la cavité buccale. Elle a aussi un rôle de protection antiseptique de la bouche et de l'œsophage. La sécrétion est continue, provoquant chez l'adulte une déglutition par minute, de jour comme de nuit.

Au moment des repas, la salivation augmente pour jouer un rôle dans la préparation des aliments. Sa composition extrêmement complexe en fait un outil de prédigestion à part entière.

À cette salivation réflexe innée va s'ajouter une salivation réflexe *acquise*, comme l'a montré la célébrissime expérience de Pavlov. Nous salivons à l'heure du repas, nous salivons devant n'importe quelle stimulation sensorielle, au passage de multiples désirs. Nous salivons au simple souvenir d'un plaisir. Ne le sentez-vous pas en lisant ce passage ? Nous salivons à la seule idée de saliver…

Le débit de sécrétion est multiplié par dix : de 100 ml par jour au repos, jusqu'à 1 500 ml par jour sous stimulation du désir ou lors du repas. Nous pouvons fabriquer jusqu'à une demi-tonne de salive par an. Juste avant le repas, l'hypersalivation nous conduit à la recherche de nourriture. Elle est l'une des composantes de la sensation de « faim ».

Les faims-succions ou faims de mécanique buccale

Les lèvres, la bouche, la langue, le pharynx, l'œsophage sont des lieux de haute motricité et de haute sensibilité. Il y a plus de dix-sept muscles impliqués dans le simple sourire, quinze muscles impliqués dans les mouvements de la langue, huit muscles impliqués dans la déglutition. La seule innervation sensitive des lèvres et de la langue représente au niveau des aires réceptrices cérébrales plus de 25 % de l'innervation totale du corps. Cette surreprésentation fait de la sphère orale la zone la plus avide de stimulations de toutes les zones du corps humain. Nous avons faim de motricité, faim d'humidité sur les lèvres, faim de mobiliser les joues, faim de remuer la langue, faim de déglutir. Cette faim orale se manifeste de différentes manières : sucer, téter, mordiller, mordre, mastiquer et enfin avaler. Et cela se construit progressivement sur près de deux ans entre le milieu de la vie intra-utérine et la fin de la première année de vie.

Dans la vie intra-utérine, la succion apparaît vers la trentième semaine. Le bébé très prématuré ne sait que sucer. La capacité de téter efficacement apparaît autour de 33-

34 semaines. Elle est en pleine maturité lors de la naissance à terme. Vers 6 mois, le nourrisson découvre le plaisir de mordiller puis de mordre. Cela signifie que l'activité qui jusque-là prédominait sur la langue va petit à petit dériver prioritairement vers les maxillaires. Le but évident est de préparer la mastication volontaire, elle-même indispensable à une nutrition correcte avec des aliments solides. Vers 9 mois, l'enfant mord les jouets (et ses copains de la crèche !), avant de comprendre par la pression de son entourage que ce n'est pas admis dans la société humaine, et que ce n'est pas un moyen de communication.

En parallèle de cette maturation mécanique de la bouche, se fait aussi celle de la déglutition. D'abord déglutition strictement réflexe, langue en bas qui avance à l'instant de la déglutition pour laisser couler les aliments liquides, spécifique du bébé fœtal et du suceur de pouce. Puis déglutition toujours langue en bas et en avant du bébé téteur qui coordonne le fait d'avaler avec sa respiration. Enfin, au-delà de 6 mois, apparaît la déglutition partiellement volontaire, consciente ou semi-consciente, qui est celle des repas solides. La langue remonte vers le palais et recule pour amener la bouchée alimentaire à la verticale de l'œsophage.

La déglutition des liquides s'accordait bien d'un réflexe spontané déclenché par le seul *volume* contenu dans la bouche. En revanche la déglutition des solides, nécessitant une appréciation de l'état de mastication de l'aliment, devient une activité semi-consciente.

Toute cette activité orale crée chez l'humain une très forte appétence. Nous avons faim de faire fonctionner cette précieuse et complexe mécanique. Très peu d'humains se contentent des seuls repas pour satisfaire leur faim de mouvement. Les bébés sucent leur pouce, tètent leur langue, leur drap ou l'oreille du lapin en peluche, sucent nuit et jour la sucette qui leur est offerte. Chez la majorité des adultes persiste ce besoin de satisfaction mécanique. Ronger ses ongles, mâcher du chewing-gum, mordiller l'intérieur de la lèvre, sucer l'embout d'une pipe ou d'une cigarette, se mordre les doigts, croquer ses crayons, en sont des exemples quotidiens. Pour certains onychophages (rongeurs d'ongles), le réflexe de mordre devient une véritable dépendance inconsciente, très peu modulable par la volonté, qui sévit du matin au soir, au cours de chaque période de faible vigilance. Presque autant que les bébés avec leur sucette… Il suffit de regarder autour de soi dans un bus ou le métro pour découvrir la fréquence et l'intensité de ce phénomène.

Savez-vous qu'au bas Moyen Âge les sorciers guérisseurs se mordaient les doigts en appuyant sur leurs dents du fond pour trouver la réponse à la question qui leur était posée ? D'où le nom de dents de sagesse… C'est de leur bouche, du ressenti de cette mécanique que venait l'oracle.

Il est courant, au cours de la première année, de provoquer une anomalie dans cette suite d'apprentissages, d'où un grave défaut irréversible de la technique alimentaire. Lorsque vers 3 ou 4 mois, les premiers aliments semi-solides sont introduits en force dans la bouche, alors que le bébé n'en est encore qu'au stade de téter « langue en bas », il n'a pas le temps d'apprendre les stades de mordiller puis mastiquer. Il ne peut que créer un conditionnement à avaler « tout rond », sans prendre le temps de mastiquer. Cette dysfonction s'accompagne dans bon nombre de cas du maintien d'une déglutition infantile, langue en bas et en avant. La déglutition de type adulte, où la langue remonte sur le palais puis recule pour accompagner le bol alimentaire jusque vers le pharynx ne peut s'expérimenter donc s'inscrire dans les mécanismes du corps, puisque la langue est bloquée par la cuillère. « La puériculture des bouillies précoces, des diversifications mal adaptées, crée des humains "avaleurs" chez lesquels l'acte buccal de se nourrir se réduit à la seule déglutition[3]. » Comme le plaisir des autres composantes mécaniques des lèvres, de la langue, de la globalité de la bouche est drastiquement réduit, la faim est mal satisfaite. Les avaleurs sont souvent de gros mangeurs mal rassasiés.

L'idéal pour éviter ce risque serait de passer directement de la tétée (sein ou tétine) prolongée (plus de six mois) à la mise en bouche spontanée par le bébé d'aliments épaissis, facilement fractionnables et avalables. Ainsi, apprentissage actif, satisfaction orale et mise en place d'une bonne déglutition seraient assurés.

La faim-balance ou faim de l'estomac

Notre estomac ne pense pas les aliments qu'il reçoit, il les pèse !

L'estomac est une poche, un vague sac par lequel transitent pour plus ou moins longtemps les aliments que nous avons ingérés. Dans cette poche l'action des enzymes gastriques effectue la première tranche de la digestion, en particulier celle des protéines et des sucres lents. Son milieu acide extrêmement intense permet également une désinfection efficace des aliments ingérés.

L'estomac joue un rôle important dans le déclenchement de la faim. Lorsque la quantité de glycogène hépatique commence à baisser, certaines cellules situées dans l'hypothalamus, au fin fond du cerveau reptilien, hypersensibles à ces variations, donnent le signal de recherche de nourriture. Ce signal active la sécrétion par des cellules spécifiques de la paroi gastrique d'une hormone qui ouvre l'appétit et prépare la digestion future. Les manifestations ressenties sont les crampes d'estomac, la vague douleur épigastrique, l'impression de vide. Il n'y a aucune douleur réelle de l'estomac, aucun lien avec l'état de vide ou de non-vide de la poche gastrique. L'estomac peut contenir encore pas mal de nutriments ou d'eau (il n'est jamais complètement vide) et transmettre exactement les mêmes sensations. Répétons-le, ce qui les provoque, c'est un signal de l'hypothalamus basé soit sur la baisse débutante des réserves de glycogène hépatique, soit sur un désir ou une habitude à assumer.

Dans les mécanismes de rassasiement, l'estomac dispose d'une action mécanique directe. Il pèse son contenu et informe le cerveau qu'il semble y avoir *beaucoup de poids*. Pour cela, il existe dans les parois verticales de l'estomac des récepteurs sensitifs que l'on pourrait imaginer comme des petits ressorts, sensibles à l'étirement longitudinal, qui réagissent au-delà d'un certain niveau d'étirement, donc d'un certain poids. Un nerf sensitif conduit cette information au cerveau profond. Ce mécanisme n'est en aucun cas sélectif. Il donne un poids, mais ne dit rien de la composition énergétique (calorique) des aliments. Entre 300 g d'eau à zéro calorie et 300 g d'huile à 2 700 calories, il ne fera pas la différence. C'est donc un mécanisme de protection de la paroi de l'estomac contre la distension, et non une régulation fine de la qualité des apports.

Là encore, le volume pesé qui déclenche le signal de satiété est conditionné par l'apprentissage et les expériences. Un estomac régulièrement surdistendu s'habituera à la distension et réagira de plus en plus tard. Au contraire, après plusieurs semaines de très faible poids ingéré, l'estomac peut modifier son seuil de signalement et déclencher beaucoup plus vite le signal de satiété.

Il est indispensable dans l'enfance d'éviter les très grosses rations très pesantes, d'éviter absolument d'apprendre à notre corps la satiété par surdistension. Mieux vaut évidemment fractionner les prises alimentaires. Et donc en contrepartie *faciliter à l'enfant la satisfaction par plaisir plutôt que la satiété par trop-plein.* Exactement comme nous l'avons dit pour le volume repéré par les yeux, le poids repéré par l'estomac devrait être le plus petit possible. Donc, que la satiété par satisfaction des sensations mécaniques de la bouche et par satisfaction du plaisir sensoriel des aliments soit à son maximum.

Un point essentiel à signaler : le signal donné par l'hypothalamus à l'estomac est un signal transitoire. Il est donné, nous le ressentons, mais si nous continuons l'ingestion d'aliments, nous cessons de le percevoir. Ainsi il est extrêmement banal de caler devant notre assiette alors qu'elle est à moitié pleine, de s'arrêter quelques instants, puis de ne pas en tenir compte, et de la finir, voire d'attaquer le plat suivant. En cela encore, les méthodes traditionnelles d'alimentation des enfants sont entièrement à revoir : interdire de quitter la table tant que l'assiette n'est pas terminée, imposer des cuillerées supplémentaires en tentant de distraire l'enfant (« une cuillère pour papa, une cuillère pour maman, une cuillère pour l'oncle Anatole… Tchou, tchou, le petit train rentre en gare… ») sont des aberrations physiologiques culturellement transmises. L'apprentissage des deux ou trois premières années doit permettre à l'enfant de s'habituer au juste poids dont il a besoin pour espacer ses prises alimentaires selon le rythme social des repas de son environnement familial. Donc pouvoir attendre normalement le repas ou goûter suivant. Le but n'est pas d'avaler tout ce qui lui sera présenté.

Les deux perversions de l'équilibre pondéral dans l'estomac sont faciles à comprendre : il y a la potomanie, habitude névrotique irrépressible de se remplir d'eau en permanence, pour entretenir la surdistension de l'estomac, de peur de ressentir un « vide » sidéral ; on peut aussi fausser les messages du corps par des intrusions dans l'estomac. La chirurgie gastrique des grandes obésités se propose d'enlever une très large partie de l'estomac, donc des sécrétions hormonales gastriques de la faim et des petits ressorts d'étirement qui pèsent les aliments. L'estomac est plus petit, mais le signal de rassasiement est annihilé ou de beaucoup moins bonne qualité. Après quelques semaines d'habituation, il n'est pas rare de voir une reprise pondérale progressive par multiplication des prises alimentaires. De même, installer dans l'estomac un volumineux ballon gonflable est un moyen de leurrer l'hypothalamus en donnant de fausses notions d'étirement. C'est une méthode moins délabrante qui – prise isolément – est théoriquement satisfaisante, mais qui devrait être incluse dans tout un programme diététique précis, prenant en compte toutes les autres causes de faim et de rassasiement.

Les faims nutritionnelles

Protides, lipides, glucides

L'équilibre alimentaire, tel qu'il est conseillé, avec une proportion assez fixe de glucides, de lipides, de sucres lents, ne correspond à aucune régulation physiologique. Seule l'appétence pour les sucres des personnes diabétiques peut être mentionnée comme appétit spécifique. Nous pouvons nous nourrir d'un repas totalement glucidique (pâtes, pain, banane), d'un repas strictement protidique (crevettes, viande, poisson, fromage maigre) et de repas monstrueusement lipidiques (beignets de fromage, crème à la petite cuiller, charcuterie, et ces effroyables biscuits trop gras de l'agroalimentaire moderne). Au cours des millénaires, les humains ont mangé ce qu'ils trouvaient dans leur environnement, avec une alimentation souvent monotone, et ils survivaient ainsi.

Mais le travail métabolique provoqué par les différents aliments n'est pas le même. Les graisses ingérées au-delà des besoins de renouvellement des cellules sont immédiatement et très facilement stockées. Le coût métabolique (facilité des réactions chimiques et consommation d'énergie) de cette mise en réserve est très bas, donc choisi préférentiellement par l'organisme chaque fois que c'est possible. À l'inverse, l'utilisation nutritionnelle des protéines et leur stockage a un coût métabolique beaucoup plus élevé. Les sucres, dont le rôle principal est l'apport d'énergie pour le fonctionnement cellulaire, sont très facilement transformés et leur excès stocké en graisses. Surtout s'il s'agit de sucres rapides, qui provoquent immédiatement une sécrétion d'insuline. L'insuline a pour but de faire pénétrer dans les cellules le sucre qui circule dans le sang en le répartissant, dans un ordre précis. D'abord pour reconstituer les réserves de glycogène et de tissu adipeux brun, puis vers les cellules qui travaillent et ont besoin d'énergie, et enfin très vite en le transformant (aisément !) en graisses qui seront stockées dans les adipocytes. Nous reprendrons ces mécanismes de régulation. Ce qu'il faut retenir pour l'instant, c'est que rien ne régule dans notre corps l'équilibre des différents aliments ingérés ; nous fonctionnons par habitude, pas par régulation fine des apports. Il faudra un temps d'adaptation de trois à quatre jours pour chaque changement : l'appel alimentaire sera plus important s'il fait froid, après un effort physique, ou après toute cause d'hyperconsommation énergétique.

Les micronutriments

Il en va tout autrement pour les micronutriments nécessaires aux divers métabolismes cellulaires. Vitamines, sels minéraux, oligoéléments, certains acides aminés essentiels, certaines enzymes en particulier chez le jeune enfant, doivent être apportés de façon la plus régulière et quotidienne possible. Le fait que l'humain au cours des siècles, probablement végétarien au début, soit devenu un omnivore, a contribué largement à un apport optimal de micronutriments, donc aux meilleures conditions possibles pour le développement autant de son corps que de son cerveau. Notre corps en a besoin, et notre corps réclame. Malheureusement, il n'a aucun moyen de réclamer un produit précis. Il réclame plus à manger, des choses plus variées, dans l'espoir de trouver dans cet apport multiple l'élément ou les éléments dont il a besoin. Nous pouvons donc manger quantitativement beaucoup trop sans arriver à satisfaire un besoin biologique qualitatif précis de telle vitamine ou de tels oligoéléments. Les alimentations industrielles peu variées, les régimes sélectifs, trouvent là leur principal défaut. Ils peuvent conduire à des carences graves en micronutriments, déclenchant des comportements d'hyperphagie* incontrôlable, porte ouverte à l'obésité.

En résumé, *le non-rassasiement en micronutriments conduit à des hyperphagies.* L'apport optimal en micronutriments

* Tendance à trop manger.

permet la satiété rapide. Si l'on applique ce point, *une alimentation très variée, peu transformée, riche en produits frais n'ayant ni voyagé ni traîné sur les étals des marchés crée les meilleures conditions du rassasiement.*

Les faims « de soif »

Les signaux de soif semblent très reconnaissables. Pourtant, la différenciation n'est pas toujours aisée, là encore probable dysapprentissage dans l'enfance où nous recevions à manger lorsque nous avions besoin d'eau. Nous ne savons pas très bien pourquoi de nombreux humains se ruent inconsciemment vers un sandwich ou une boîte de biscuits quand ils ressentent un signal de soif. Ce n'est qu'après avoir tout avalé, et parce que le signal est toujours aussi puissant, qu'ils réalisent que c'est de boisson qu'ils avaient envie.

Les faims comportementales

« C'était la plus mauvaise nouvelle que j'aie entendue : j'allais devoir séduire ma mère. J'allais devoir mériter son amour et tous les autres amours. Il ne suffisait donc pas d'apparaître et d'exiger d'être aimée*. » Beau cri du cœur.

* *Ibid.*, p. 155.

Faims actives ou faims passives ?

Lorsque vient le moment de se nourrir, les humains ont schématiquement deux types de comportement bien distincts, deux manières de réagir.

Il y a les actifs, ceux qui partent effectivement à la recherche de nourriture. Ceux qui se mettent devant les fourneaux et mitonnent un petit plat raffiné. Ceux qui n'hésiteront pas à passer plusieurs jours à fignoler une recette. Ceux qui en rêvent la nuit. Ceux qui vont faire le marché pour choisir les meilleurs produits pour la recette qu'ils ont en tête. Ceux qui aiment faire à manger, offrir à manger, partager ce qu'ils ont préparé.

Et il y a les passifs, ceux qui attendent que le repas vienne, que les plats tombent tout seuls du placard ou du frigo. Ceux qui « ne mangent que le riz cuit », dit un proverbe chinois. Comportement certainement renforcé pendant des millénaires par les rôles traditionnels hommes-femmes. Parmi eux, certains adultes mettent le couvert à heure fixe et attendent que « ça » vienne, dans une fusion psychique archaïque à la mère originelle qui fournissait toujours. Si le repas mis sur la table (de préférence par quelqu'un d'autre !) est abondant, ils mangeront beaucoup. Si le repas est maigre, la satiété viendra très vite aussi. Devant un buffet garni, ils n'auront aucune limite. Ils n'ont aucune appréciation consciente de ce qu'ils avalent. Leur confiance irrationnelle dans l'inutilité de se charger de l'aspect alimentaire de leur survie en fait des dépendants, au comportement très stéréotypé.

Les faims prédatrices

On pourrait décrire aussi des faims prédatrices (« barracuda ») sorte d'exacerbation sociale du besoin de s'approprier les aliments mis à disposition, mais pas seulement les aliments. Ce comportement est bien décrit dans l'échelle animale dans les tribus de hyènes. La femelle dominante ne s'approprie pas seulement le mâle dont elle décide du moindre mouvement. Elle s'attribue la totalité de la nourriture disponible, qu'elle redistribuera en fonction de ses affections du jour. Elle s'attribue encore tous les bébés des autres femelles, qu'elle allaite tous elle-même (quel que soit leur nombre, jusqu'à une cinquantaine) sans laisser les mères biologiques approcher.

Dans nos sociétés, la faim barracuda est courante. Il s'agit de gros mangeurs obèses, rutilants, bruyants, envahissants, très extériorisés, toujours prêts à s'approprier la place, le repas, le travail ou le bien d'autrui. Dans les cas que j'ai pu rencontrer, il ne s'agit pas de personnes qui ont souffert de manque nutritionnel dans leur enfance. Mais plutôt de personnes habituées à se servir librement dans la vitrine de la boulangerie paternelle sans avoir jamais appris les limites sociales de leur perpétuel « appétit ».

Les faims irrépressibles

On pourrait citer encore les faims irrépressibles, faims « sans fin ». Manger sans limites, très au-delà des besoins, parfois à s'en rendre malade dans les heures qui suivent. S'« en faire péter la sous-ventrière », comme le disait l'expression populaire, faim des voraces, des ogres, des gloutons, des goinfres, des « morfailleurs » ou « empiffreurs », des gens qui « se gnaffent », « s'en mettent des ventrées », qui s'emplissent la « gidouille ». Si les récits picaresques de Gargantua ou du Père Ubu ont pu nous faire rire, nous avons tous un jour ou l'autre (ou plus souvent !) tenté ce trop-plein.

Ce comportement survient dans des circonstances très opposées. Banal, très répandu, dans un groupe se partageant une quantité donnée de nourriture : les plus malins tentent d'en gagner plus que leur part – regardez les ruées sur les buffets lors de la plupart des réceptions. Les premiers arrivés squattent l'espace devant la table, se servent à profusion, ne laissant guère aux autres la possibilité d'approcher. Autre circonstance : un moment de blues majeur dans la solitude d'une maison vide au placard bien rempli. Le vide extérieur paraît si grand, si lourd à vivre, que l'on se remplit de nourriture, compulsivement, sans réfléchir. Seule la douleur de l'estomac ou de l'intestin dévastés rappelle à l'ordre. Ce comportement névrotique n'est pas un véritable accès de boulimie puisqu'il s'agit de moments isolés, sans vomissements compensatoires.

Les faims précieuses

Toujours dans les faims comportementales, j'aimerais décrire les faims précieuses, les « appétits d'oiseau » si bien nommés. Ce sont des personnes qui ont faim tout le temps, en parlent tout le temps, mais picorent dans leur assiette, trient chaque petit pois, refusent tout ce qui est sur la table, veulent du poisson dans un restaurant de steaks, des légumes dans un restaurant de poisson, et un pain sans blé chez le boulanger… Incapables de se laisser aller au plaisir de manger, et tout aussi incapables de cesser d'y penser. Se délectant autant du plaisir de grignoter sans trêve que de celui de se frustrer en permanence.

Les faims sans faim

Dernière faim comportementale, nous pourrions parler de la faim-sans-faim. Il s'agit d'adultes profondément perturbés dans leur rapport à la nourriture par l'effacement de toutes les données du corps concernant la prise alimentaire. Ils ne ressentent aucun appel de faim, aucun signe de manque reconnu comme tel, aucune appétence à un moment précis, mais un désir inconscient permanent. Ils mangent souvent, et beaucoup, mais l'absence de toute réaction biologique de plaisir entrave la satiété. Cela conduit à des comportements alimentaires très excessifs par hyperphagie constante. Boulimie d'aliments, soif insatiable, tabagisme presque continu, tout est bon pourvu que la bouche ne soit pas vide, pourvu que le corps se remplisse... Dans ces catégories, on retrouve un certain nombre de très grands obèses, inconscients de ce qu'ils avalent et surtout de pourquoi ils le font.

Il semble s'agir d'un dysapprentissage précoce dans un contexte d'apports anormaux. Donc quelque chose qui se serait joué dans les premiers mois de vie, peut-être les premières semaines. Schématiquement, on peut concevoir deux situations à l'origine de cet oubli de soi. Soit un nourrissage maternel insécurisant, distant, lointain, sans relation vraie autre qu'un remplissage frustrant. Soit à l'inverse un contact maternel rassurant, stable, chaleureux, mais l'aliment manque. Il manque parce que le lait « ne vient pas », dans certains allaitements au sein où le bébé apprend à s'endormir sans avoir rien pris. Il manque parce que le bébé ayant bien pris du lait le revomit (hernie hiatale, hypertrophie du pylore)... Le point commun de ces situations est l'impossibilité d'accéder au désir et au plaisir du rassasiement parce qu'il manque toujours l'une des deux composantes fondamentales : celle d'un apport de nutriments adéquat ou celle du contact relationnel apaisant et chaleureux qui crée l'humain. La frustration, le ressenti inconscient ont été tellement violents, tellement angoissants, que le bébé désapprend à ressentir, efface ce qui aurait dû s'inscrire en lui comme premiers signaux de comportement alimentaire. Il est peu probable que ce défaut d'inscription puisse se corriger. Le seul moyen sera donc un contrôle conscient permanent de la prise alimentaire (en régularité et en quantité).

Les faims émotionnelles

Les diverses composantes de faim que nous avons décrites jusqu'ici sont liées à des automatismes cérébraux inconscients, reliés pour certains au cortex conscient et volontaire qui permet de les moduler. Mais, entre ces deux systèmes cérébraux, se situe un troisième cerveau qui est le cerveau des émotions et de la mémoire des émotions. Les informations circulant dans les deux sens entre le cerveau hypothalamique et le cortex conscient sont donc colorées, traduites, transposées en termes émotionnels, positifs ou négatifs selon les expériences du sujet.

Il n'y a pas de faim du corps qui ne crée d'émotions. Il n'y a pas d'émotion qui ne modifie les signaux de faim. Mais la tonalité du signal pourra être totalement différente d'un individu à l'autre. La joie, le bonheur peuvent combler, effaçant tout signal, ou à l'inverse amener à des comportements sociaux d'hyperalimentation. L'ennui, l'angoisse, la tristesse chronique conduisent plutôt à des grignotages multiples par absence de satiété ressentie. La colère, la tristesse aiguë, tout comme le dégoût, ont plutôt tendance à « couper l'appétit ». Ce sont là des comportements majoritaires mais les réactions paradoxales sont fréquentes. Manger compulsivement en cas de peur, se nourrir « d'amour et d'eau fraîche », avaler sans réfléchir lorsque le dégoût est fort, manger parce que l'on n'en peut plus, passer sa colère sur « quelque chose » à mordre…

Les émotions ont horreur de l'inconnu. Un repas différent, des saveurs inattendues, une installation sans table ni chaises, manger avec des personnes que l'on ne connaît pas, que l'on ne comprend pas, une mauvaise nouvelle, une attente anxieuse… peuvent conduire à deux comportements inverses : soit on provoque un rassasiement précoce, sans doute pour écourter autant que possible une expérience vécue comme déstabilisante ; soit on avale tout le contenu de l'assiette, on en reprend, on mange trois fois trop pour occuper le temps et colmater l'angoisse.

Lorsque les situations sont paisibles, dans un contexte parfaitement connu, les émotions sont minimales et seules agissent alors les autres composantes de notre faim-satiété.

Nous le savons, la mémoire la plus profonde est la mémoire de nos émotions. Le siège cérébral est le même. Un souvenir est d'autant plus gravé que l'épisode initial a été émotionnellement fort. Or nous créons nous-mêmes des liens dont le sens a été perverti : une émotion de manque sensoriel ou affectif chez l'enfant (par exemple l'enfant qui pleure pour être pris dans les bras) est interprétée comme un besoin alimentaire urgent. Nous mangeons quand nous sommes seuls, quand nous sommes angoissés ; nous offrons un gâteau à l'enfant qui s'est écorché le genou ; certains pédiatres tentent de se faire pardonner un examen désagréable ou une vaccination par un bonbon. L'enfant (puis l'adulte) ne ressent plus rien des signaux de faim ou de satiété. Le conditionnement émotionnel en a pris la place. Il apprend que manger est un « consolant », un calmant. L'engrenage pervers des émotions excessives et des compensations est en route.

Les vécus émotionnels de l'enfance autour du nourrissage sont en relation directe avec les émotions profondes des parents nourriciers, eux-mêmes marqués par ceux de leurs propres parents qui eux-mêmes…

« J'ai été nourrie au lait de sorcière. J'ai été nourrie au lait de la névrose[4]… » Nous buvons les émotions parentales au sein ou au biberon. Leurs émotions, leur peur pour notre survie, leur peur de l'abandon, leur peur de ne pas être reconnus comme de bons parents s'ils ne donnent pas sans trêve, leur tristesse de ne pas savoir comment apaiser l'enfant, leur colère devant la dépendance incessante et inattendue du tout-petit. Ils vivent très durement toute la distance entre le bébé rêvé qui ne pleure jamais, pousse tout seul, que l'on peut délaisser comme une poupée dans un berceau, et la violence du bébé réel exigeant, pleurant, empêchant de dormir, soulevant mille et mille angoisses incontrôlables…

Puisque nourrir un enfant se répète plusieurs fois par jour pendant des années avant qu'il n'acquière quelque autonomie, la trace de ces émotions parentales est presque irréversible.

Lorsque nous parlons des composantes émotionnelles de la faim devant un auditoire, il est fréquent d'être pris à partie par des personnes qui réagissent très violemment à l'idée que la faim telle qu'elles la ressentent n'est pas un manque du corps, vital, immédiat. « Mais je ne suis pas folle ! je sens bien que je suis en hypo… » entend-on à chaque conférence. « *Sak vid pas kapab debout* », dit un proverbe seychellois : « Ventre vide ne tient pas debout. » L'image classique de la cheminée ou de la chaudière qui s'éteint si on ne la remplit pas toutes les quatre heures d'une pelletée de charbon est dans tous les esprits. Combien de personnes vivent comme un drame de rester à jeun quelques dizaines de minutes le matin, pour une analyse sanguine par exemple ? « Tant que je n'ai pas déjeuné, je n'existe pas. » Combien supportent de ne pas manger pendant 48 heures, de laisser un enfant (en pleine santé !) sauter un repas ? Nous sommes là dans l'irrationnel total, la peur de manquer, dans la pulsion primordiale incontrôlée. Lorsque les émotions négatives parasitent tout le cerveau conscient, la faim ne se discute plus : elle se « vit ». La faim névrotique devient émotion perpétuelle, passage à l'acte incessant, un corps qui veut se remplir sans relâche, parfois de façon délirante, irrépressible.

C'est encore Amélie Nothomb qui le décrit si bien : « Les êtres rassasiés [...] ne connaîtront jamais cette angoisse permanente, cette attente active, cette fébrilité, cette misère qui éveille jour et nuit. L'homme se construit à partir de ce qu'il a connu au cours de ses premiers mois de vie : s'il n'a pas éprouvé la faim, il sera l'un de ces étranges élus, ou de ces étranges damnés, qui n'édifieront pas leur existence autour du manque*. »

Les faims d'entraînement

L'humain est un animal social, vivant en tribu, en groupe, en famille. Manger seul devant son assiette n'est pas le comportement le plus habituel. On mange à la table de la maison-

* *Ibid.*, p. 24.

née, on s'invite au restaurant, on « fait la noce », on se retrouve à la cantine, on organise des déjeuners de travail, on propose à manger et à boire à celui qui arrive, on invite au restaurant celui que l'on veut séduire, on grignote des chips et des cacahuètes en prenant l'apéro. Sans compter les fêtes carillonnées, les vacances, les rencontres, les anniversaires et mille occasions à célébrer… Toutes les raisons sont bonnes pour passer à table tous ensemble.

« Jusqu'à il y a quelques dizaines d'années, la formule de politesse employée en Chine pour s'enquérir de la santé de quelqu'un que l'on rencontrait n'était pas : “Comment allez-vous* ?”, comme c'est le cas en Occident, mais plus brutalement : “Avez-vous mangé ?”[5] » Au Maghreb et en Chine perdure la tradition d'offrir dès le seuil de la maison le pain et le sel au voyageur, de les partager avec lui. Gestes venus du fond des âges, où il fallait se restaurer, avant même de dire bonjour. Un peu de pain pour oublier la faim qui tenaille ; un peu de sel pour compenser les abondantes suées sur le chemin.

Manger ensemble, c'est vivre ensemble, ce que dit très exactement le mot *convive*. Et vivre ensemble, c'est s'adapter les uns aux autres. La faim ne fait pas exception, elle va s'adapter. Entre les signaux profonds du corps et les stimulations du groupe, le choix est vite fait. Il nous poussera à manger comme les autres, au même rythme qu'eux. Nous le ferons pour finir l'assiette préservie ; nous reprendrons du gratin quand la maîtresse de maison repassera le plat : « Vous n'aimez pas mon gratin ? » ou pire : « Je ne veux pas de restes, vous n'allez pas me laisser ça ! » ; nous essayerons les vingt-cinq services du restaurant chinois ; nous prendrons du fromage

* Petite anecdote amusante : l'expression française avait initialement le sens de « comment allez-vous… à la selle » !

parce que tout le monde se sert ; nous commanderons au restaurant un dessert ruisselant de chocolat chaud ou de chantilly après l'avoir vu à la table d'à côté. Les grandes tablées, la convivialité sous toutes ses formes, nous font perdre le sens.

Ajoutons à cela les boissons alcoolisées qui accompagnent la plupart des agapes. L'alcool bloque les signaux de satiété. C'est une boisson *apéritive*, au sens strict du mot, qui veut dire « ce qui ouvre, qui laisse ouvert ». Nous nous ouvrons l'estomac – et la tête – pour manger plus ! Sous alcool, nous mangeons trop car seule persistera la satiété par trop-plein, le cri d'alarme tardif de l'estomac surdistendu qui nous annonce que l'on va « s'en faire exploser la panse ».

Ce comportement grégaire prédomine à l'adolescence, moment de quitter les habitudes et la sécurité familiale pour se choisir un nouveau cadre de référence. C'est vrai des vêtements, du vocabulaire, des horaires de vie, des premières addictions (tabac, alcool...) et c'est vrai des prises alimentaires. Les façons de manger des copains, les plats qu'ils se choisissent, les quantités qu'ils ingurgitent, vont devenir la nouvelle norme. Quitte à changer quelques mois après, en fonction d'un nouveau clan, d'un nouveau lieu... Choix d'une nouvelle culture nutritionnelle comme preuve d'intégration. Au printemps de leur vie, les adolescents d'un même groupe sont rassasiés simultanément.

Après lecture de ce long chapitre, il est peut-être plus facile de définir quel « affamé » nous sommes, vous, moi, votre compagnon, votre copain de classe, votre bambin de 4 ans... Quelle typologie pourrait décrire le subtil entrelacement de tous les paramètres, dans une proportion différente pour chaque individu, pour composer le puzzle qui vous rend unique, avec une véritable carte d'identité personnalisée ?

Vous pourriez être tenté de préciser votre portrait de mangeur sur un modèle très sommaire : 13 % de pendule, 23 % de passif, 5 % de faim-volume, 34 % d'émotions, 7 % de barracuda, 18 % de convivialité, etc.

Mais rappelons-nous : la faim, ce patchwork d'automatismes et d'émotions, de plaisirs et de besoins, n'est qu'une *sensation*, un langage du corps, un moyen de percevoir la pulsion vitale de se nourrir, dans ses déguisements individuels d'apprentissage et d'expériences.

Avons-nous avancé d'un pas sur le chemin d'une définition, du juste mot pour dire faim ? Pour moi, c'est peut-être le mot faim en esperanto qui me paraît le plus clair : la faim se dit *malsato*, littéralement « mal satisfait ». Cela traduit bien les deux mouvements perpétuels du balancier, nos deux états alternatifs incessants : satisfait ou non satisfait. C'est cela, la faim et le rassasiement.

« J'avais vaincu la faim et je jouissais désormais de l'ivresse du vide. En vérité j'étais au paroxysme de la faim : j'avais faim d'avoir faim*. »

---

* *Ibid.*, p. 217.

2

De Cro-Magnon à nos jours
Les vraies raisons de se nourrir

> « La faim s'étend sur lui, l'embrasse, le serre sur son sein : sa bouche impure souffle dans sa bouche ; et quand de son haleine les poisons dévorants ont pénétré ses entrailles et courent dans ses veines, le monstre quitte une terre pour lui trop fertile, regagne ses rochers arides et son affreux désert. Encore bercé dans les douces illusions du sommeil, Érysichthon demande et voit des mets imaginaires. Il ouvre une bouche avide, fatigue ses dents sur ses dents, et son gosier ne reçoit que du vent. Il s'éveille ; une faim ardente le presse et le déchire. Elle règne dans sa gorge aride et dans ses entrailles, gouffre toujours avide. »
>
> Ovide, *Les Métamorphoses*.

Tout être vivant a pour finalité première de maintenir son équilibre intérieur, ce que les physiologistes nomment homéostasie. Maintenir une température régulière, un niveau d'eau fixe pour hydrater les organes et les cellules, maintenir un apport permanent et régulier d'énergie nécessaire au fonctionnement cellulaire, à l'activité et au renouvellement des organes. Maintenir un poids constant malgré les variations d'apports et de climat. Cette homéostasie se régule quels que soient les activités et l'environnement du corps : qu'il fasse froid, qu'il fasse trop chaud, que les efforts physiques soient importants ou que le corps soit au repos, le milieu *intérieur* reste constant. Il y a donc une adaptation permanente, extrêmement complexe. Il n'est pas question de laisser à la volonté consciente la responsabilité d'un équilibre aussi fondamental. L'avenir de l'individu et celui de l'espèce en dépendent. Tout cela est génétiquement programmé. Les régulations se font dans le cerveau profond, l'hypothalamus, lieu central des fonctions dites végétatives, c'est-à-dire que le corps assure automatiquement, même en coma profond. Pour assurer cette régulation, cette permanence de l'équilibre, notre corps dispose de trois grands moyens : la capacité d'envoyer des signaux préventifs d'appétit et de soif pour assurer le renouvellement régulier des apports d'eau et d'aliments ; des réserves de plusieurs types, utilisables à des moments différents, pour des besoins différents, et rechargeables dans un ordre déterminé à l'avance, lorsque les apports reviennent ; et des mécanismes hormonaux complexes (à l'intérieur du corps, circulant dans le sang) et neurohormonaux (à l'intérieur même du cerveau) responsables de la constance des équilibres intérieurs.

La programmation archaïque

Le réglage de tout cela a été mis au point il y a plus de trois cents millions d'années, dans une sélection restée depuis d'une stabilité étonnante. Nos gènes n'ont pas évolué, sont pratiquement les mêmes depuis nos lointains ancêtres de la vallée de l'Omo.

Nous venons du fond des âges. Comme toutes les autres

espèces animales, l'humain transmet de génération en génération les caractéristiques biologiques de ceux qui ont survécu et ont pu se reproduire dans un environnement donné. Génétiquement, nous sommes des individus capables de manger de tout (omnivores). Génétiquement, nous sommes programmés pour chercher de la nourriture, la ramasser ou la cueillir quand elle est disponible, la dévorer et stocker (sans limites !) sur nous-mêmes, en prévention des périodes de disette. Génétiquement, nous sommes aptes à nous reproduire de 12 à 40 ans (petit décalage bien connu entre les hommes et les femmes sur ces limites) ; à vivre quelques décennies de plus, le temps d'élever nos petits.

La recherche de nourriture est depuis la nuit des temps l'activité principale des humains. Si l'on regarde dans l'échelle animale, seuls les grands carnassiers peuvent se procurer d'un coup, en chassant ou en découvrant un cadavre d'animal, une quantité énorme de nourriture. Ils mangent alors jusqu'à saturation, puis peuvent s'offrir le luxe de dormir plusieurs jours de suite. Les grands fauves et les grands reptiles sont de grands dormeurs. À l'inverse, les herbivores et les omnivores – animaux chassés et non chasseurs – dorment habituellement la nuit en se cachant et mangent dans la journée aussi souvent, aussi longtemps que la nourriture est disponible, se déplaçant sans trêve en fonction des saisons et des sources d'eau. Comportement d'autant plus utile qu'il n'y a aucune garantie de retrouver à manger dans un délai connu. Il en est de même pour tous les insectes, et les oiseaux, pour lesquels picorer, rapporter de la nourriture au nid ou à la fourmilière est une activité diurne continue.

On a voulu croire il y a un siècle ou deux, au temps des premières recherches darwiniennes ou créationnistes et des théories exaltées sur la supériorité de l'homme – créé à l'image de Dieu pour dominer le monde ! – que notre ancêtre préhistorique était un grand chasseur, capable avec un vague morceau de silex de tuer et de dévorer mammouths, bisons ou lions. La réalité est sans doute moins exaltante. Comme l'ont postulé dès 1968 les chercheurs américains de l'équipe de Lewis Binford[1], l'humain préhistorique, non armé, court sur pattes, probablement très peu rapide à la course, ne présentait guère les signes caractéristiques d'un brillant et véloce chasseur. La présence, sur les mêmes sites préhistoriques, de carcasses d'animaux, d'os de fauves, d'os humains et de silex taillés pourrait avoir une explication peu reluisante. Les humains, petits charognards craintifs, attendaient avec angoisse à proximité de la zone où dévorait un grand fauve. Lorsque celui-ci, repu, s'endormait, ils venaient subrepticement gratter la viande restant sur la charogne et, tremblants de peur à l'idée de le réveiller, mangeaient les restes de leur dangereux voisin. En dehors de ces agapes angoissées, les clans familiaux se déplaçaient sur d'immenses territoires, suivant les sources et les puits, les saisons de cueillette et fuyant le froid. Il suffit de regarder les cartes des grandes migrations des tribus humaines paléolithiques pour comprendre ce que marcher voulait dire. À partir de quelques lieux d'origine, ils ont parcouru toute la planète (sur des centaines de milliers d'années, il est vrai).

L'invention de l'arc et des flèches, l'utilisation du feu pour éloigner les prédateurs, et les premières cultures, n'ont pas changé radicalement la donne. Si la nourriture était un peu plus accessible, elle attirait des convoitises. Travail des champs, chasse, travaux de force, fuites devant l'ennemi et guerres incessantes nécessitaient une activité physique intense permanente dès le plus jeune âge. Dans un monde en bagarre perpétuelle, les moines de Cluny au Xe siècle n'ont-ils pas imposé un pcu dc sagesse : la trêve de Dieu, trois jours pour se battre, trois jours pour faire fructifier les champs et un jour pour prier Dieu ?

L'histoire nous apprend que l'incertitude alimentaire et la lutte pour s'approprier la nourriture ont été au cours des siècles la norme de presque toute la population du globe, et restent encore en ce début du XXIe celle de la majorité des humains. Seuls les nantis échappaient à la malédiction ancienne résumée dans la Bible : « Tu gagneras ton pain. » Famines et peur de manquer étaient et sont encore le lot du plus grand nombre. Ceux qui avaient largement accès à la nourriture et qui vivaient en clans ont appris à manger ensemble, à heures fixes dans un rituel de repas que l'on s'imagine intangible, alors qu'il ne traduit qu'une certaine organisation pratique pour l'utilisation du feu dans la préparation des plats. Quitte à faire rôtir le gibier ou chauffer la marmite, mieux vaut le faire pour plusieurs que chacun pour soi.

Au cours de leurs migrations, les humains devaient se protéger du chaud et du froid. Ceux des régions nordiques tempérées ou froides et ceux des zones montagneuses se sont mis à hiverner. Le moyen le plus efficace de survivre en hiver n'était sûrement pas de maintenir du feu et de faire à manger dans des abris mal fermés et mal isolés. Le meilleur moyen était de se cacher, se blottir les uns contre les autres, manger très peu, boire le minimum, ne bouger qu'exceptionnellement, ralentir toutes les fonctions, même rénales et digestives (vous imaginez l'horreur de sortir dans le froid glacial pour ce genre de besoins !). Nos corps ont encore dans leurs cellules la mémoire du froid que nos ancêtres ont connu, et stockent chaque année en prévision de cette épreuve. Ce stockage débute dès le début du mois de septembre (pour les Européens occidentaux), c'est-à-dire dès que la lumière du soleil et la température extérieure commencent à baisser. À cette date-là notre corps n'a aucune idée des conditions hivernales à venir, des hivers cléments ou terribles. Il s'organise sur le souvenir « préhistorique » des hivers les plus froids, sur le souvenir des ressentis les plus pénibles, et sur le souvenir de l'incapacité vécue par nos aïeux à fabriquer de la chaleur. Il ne s'agit évidemment pas d'un souvenir conscient, mais d'un réglage inconscient, profond, non négociable. Un réglage valable pour toute une population de même origine. Les Inuits sur la banquise ou les Africains du Sahel n'ont pas le même réglage, mais ils en ont un qui leur est spécifique, celui de leur ethnie, de leur environnement, et, je le répète, non négociable en quelques années.

De façon pragmatique, nous pouvons en déduire que la physiologie alimentaire archaïque de l'humain est celle d'un grignoteur : manger aussi souvent que possible, chaque fois qu'il voit de la nourriture, à toute heure de la journée, autant qu'il peut le supporter, et indifféremment des produits végétaux ou animaux. Mais aussi physiologie d'un corps en mouvement, celle d'un marcheur, cherchant sans trêve quelque chose à manger, parcourant la planète au gré de ses recherches, effectuant des travaux de force, en restant mince pour se déplacer et pouvoir fuir. Enfin physiologie de stockage préventif pour les périodes de froid et de disette. Tout cela réglé sans grands changements au cours des millénaires. Ce schéma biologique dicte encore nos prises alimentaires.

En résumé ce qui caractérise les humains, c'est :

– La capacité de grignoter à toute heure de la journée ;

– La capacité de manger tant que la nourriture est présente ;

– Le travail musculaire (marche puis agriculture), intense et quotidien pour se procurer de la nourriture ;

– La capacité de stocker en prévision des saisons ;

– La capacité de dormir la nuit et de vivre au ralenti l'hiver.

L'époque moderne : changement brutal de paradigme

Les pays occidentaux au cours du dernier siècle, la Chine ou des pays sud-américains plus récemment vivent une révolution totale. L'environnement nutritionnel a changé radicalement, les modes de vie également, alors que la commande génétique n'évolue que très lentement. Nous vivons au XXIe siècle avec notre programmation néandertalienne. Nos modalités de réglage automatique de la faim ne peuvent s'adapter rapidement aux changements survenus. Énumérons les points essentiels de ces transformations.

L'immobilité

Le tout premier changement, le plus évident, celui qui a probablement le retentissement le plus direct sur la constitution de nos corps est la sédentarité. Inutile de remonter jusqu'aux grandes migrations paléolithiques, ni aux guerres napoléoniennes. En quelques décennies, nous avons oublié la marche. Interrogez vos grands-parents, regardez les photos de leurs albums. Il y a moins de cinquante ans, les paysans marchaient quarante kilomètres en tirant la charrette pour se rendre chaque semaine au marché. Les champs à cultiver n'étaient pas à proximité des habitations. Pour rejoindre l'école, la plupart des enfants faisaient de très longs trajets matin et soir, sous le soleil ou dans la neige. Par tous les temps, on consacrait les moments libres à des activités extérieures de potager, de chasse, de pêche ou de cueillette pour améliorer l'ordinaire. La plupart des métiers étaient des travaux de force : laver le linge à la rivière dans l'eau glacée, pousser la charrue, sarcler et biner le potager, puiser l'eau et la porter dans la cuisine, pétrir le pain, travailler dans les hauts fourneaux ou les usines, scier le bois pour la cuisine, transbahuter à la fourche les meules de foin, nourrir les animaux domestiques, construire les maisons, tout, absolument tout, imposait des efforts physiques intenses, auxquels les enfants étaient confrontés dès leur plus jeune âge.

En cinquante ans, nous sommes devenus immobiles. La voiture a remplacé nos pieds. Nous l'utilisons pour accompagner les enfants à l'école à quelques centaines de mètres, pour aller chercher le pain à la boulangerie du quartier. Nous la garons devant la porte du supermarché. Nous l'utilisons pour aller à la plage ou « en ville », nous promener, mécontents si les embouteillages nous obligent à nous garer à quelque distance et à faire quelques pas.

Dans le même temps, avec la modernisation industrielle, l'abandon des zones rurales, le développement des nouvelles technologies, beaucoup de métiers sont devenus sédentaires. Travail de bureau, travail devant écran, machines robotisées dans les usines, locomotives électriques et non à vapeur, tracteurs climatisés dans les champs, machines à laver, à essorer, cuisinières qui ne se rechargent plus. La pénibilité physique a beaucoup diminué.

Pourtant, les traditions alimentaires ont peu changé. Nous avons faim comme nos aïeux, nos assiettes sont à peine moins remplies que les leurs. Nos enfants mangent comme autrefois (au moins) en passant leurs journées devant les ordinateurs ou les jeux vidéo. Cherchez le problème…

Les nouveaux diktats de la médecine moderne cherchent en compensation à promouvoir l'activité sportive. Ce serait un bon moyen si nous pouvions y consacrer une à deux heures tous les jours de notre vie, dès l'enfance. Cela nous permettrait de conserver les muscles performants prévus pour une activité incessante, d'utiliser les sucres sans les stocker, de limiter les prises de poids. Mais qui en a envie plutôt que d'aller au cinéma, lire calmement dans un fauteuil, regarder la télévision, écrire un livre ou jouer à l'ordinateur ? Une minorité, c'est évident. Il n'est pas dans nos programmations archaïques de bouger « pour rien ». Le plaisir du sport – en termes de dopamine, sérotonine et de dérivés opioïdes de la satisfaction circulant dans le cerveau – ne vient qu'avec des efforts intenses, prolongés et réguliers. Trop dur !

La pléthore alimentaire

Deuxième changement radical : la nouvelle abondance nutritionnelle.

Après des millénaires de manque et de famines, en moins d'un siècle des sociétés entières ont eu accès à la nourriture, en grande quantité, à des prix abordables, dans un magasin au bout de la rue. Les maisons s'équipent de placards, de frigos, de congélateurs pour avoir en permanence des stocks sous la main. Beaucoup de nourriture déjà préparée, conditionnée, prête à être grignotée sur un canapé sans se déplacer, ou juste réchauffée dans nos assiettes. Des sodas et boissons énergétiques remplacent les fontaines. Fruits et légumes n'ont plus de saison car ils nous parviennent des antipodes. Les protéines animales autrefois mets de fête carillonnée sont devenues quotidiennes. Et puis surtout des graisses, beaucoup de graisses, des lipides partout. Même si les nostalgiques de la grande cuisine traditionnelle ou les nouveaux *slow-fooders* tentent de conserver un art de vivre en pleine perdition, ils ne sont qu'une infime minorité.

Les supermarchés, fast-foods, restaurants et sandwicheries envahissent petit à petit l'espace public, proposant une nourriture rassurante. Rassurante pour notre cerveau néandertalien car riche en sucres et en graisses, donc en énergie disponible. Rassurante car on retrouve les mêmes chaînes d'un bout à l'autre de la planète, avec strictement les mêmes produits et les mêmes préparations, ce qui apaise nos émotions de voyageurs perturbés par l'inconnu. L'abondance alimentaire s'étale sur les gondoles des supermarchés, dans des vitrines toutes plus alléchantes les unes que les autres, sur les trottoirs où rôde l'odeur du poulet dans sa rôtissoire, ou le parfum subtil de la tarte aux pommes.

Vitrines attirantes pour tous, visibles même des tout petits enfants, jeux distribués aux gamins ou collections d'images à se constituer pour qu'ils veuillent revenir. Toutes les stratégies marketing sont au service de la consommation massive*.

Autre changement qui en découle : le temps quotidien consacré à la recherche et à la préparation de nourriture s'est réduit comme peau de chagrin. On fait les courses une fois par semaine ; on réchauffe à la va-vite un plat préparé ; on fait cuire en trois minutes des pâtes ou des steaks ; on ouvre des boîtes de conserve ; on choisit les haricots verts et autres légumes surgelés pour n'avoir plus à les éplucher ; on se rabat sur les charcuteries ou les fromages tout prêts… Pire, nous choisissons de plus en plus de compotes, de crèmes-desserts, de légumes gratinés, de viande hachée, nous dispensant même du travail de mastication. La satisfaction émotionnelle est

* Au printemps 2011, la ville de San Francisco a interdit aux chaînes de fast-food d'inclure des jouets dans les boîtes des menus enfants. New York, les États d'Arizona et de Floride vont suivre. Le clown Ronald, mascotte bien connue d'une célèbre chaîne, fait l'objet d'une campagne de dénigrement. Cité dans *Le Monde*, 23 mai 2011.

peut-être correcte devant une telle facilité, mais la satisfaction mécanique est loin d'être au rendez-vous…

Le retour de manivelle observé actuellement sous forme d'une explosion de l'obésité dans les pays où l'alimentation est devenue abondante en est une conséquence logique. Le comportement de rechercher avec angoisse sa nourriture, d'attendre qu'elle soit cuite, de grignoter et de manger tant qu'elle est disponible perdure dans nos programmations archaïques, alors que les frigos et les supermarchés débordent. Notre cerveau de grignoteur-cueilleur, appliquant son programme archaïque – manger chaque fois qu'il voit de la nourriture –, en devient fou, tout autant que celui de nos enfants. Les systèmes éducatifs n'y peuvent pas grand-chose. Notre poids augmente, le poids de toute une société augmente. Comment pourrait-il en être autrement ?

Si nous n'en prenons pas très rapidement conscience, ce déséquilibre absolu nous détruira.

La seule parade proposée pour lutter contre cette pléthore depuis une cinquantaine d'années est celle des « campagnes nutritionnelles ». Au mépris complet de nos attirances archaïques, on nous incite – et très vite on nous culpabilise – à dévorer protéines et légumes, chaque jour, en essayant de maintenir une structuration traditionnelle des repas sur quelques horaires rigides normalisés. Il est largement conseillé d'abandonner ou de beaucoup restreindre les céréales, les féculents, les sucres, les fruits, les oléagineux et les graisses animales qui étaient la base de l'alimentation de notre espèce. La totalité des régimes amaigrissants est fondée là-dessus. Or, réfléchissons.

Les légumes verts sont des aliments « pauvres » sur le plan nutritionnel. Ils n'apportent que peu de plaisir (oui, oui, même bien préparés !), quelques fibres – qui ne sont utiles qu'avec la disparition des céréales complètes –, et des sels minéraux. Nous ne possédons pas les enzymes nécessaires pour extraire les acides aminés présents dans les végétaux* ; ils ne sont pas utilisables et partent dans les selles. Les humains omnivores ne mangeaient des « feuilles » ou des « herbes » que lorsqu'ils ne trouvaient rien d'autre ou lorsqu'ils voulaient (comme les chats) accélérer leur transit intestinal ! Pour les avaler, il nous a fallu apprendre à les cuisiner, en salades, en gratins, avec de l'huile, du beurre, de la crème pour que Crocodile soit content et envoie un signal de satiété. Les légumes vapeur, « beurk ! », comme disent les gamins. Faisons une enquête : qui ne préfère une méga-salade composée ou une bonne glace sucrée-crémeuse à un tas de laitue sans sauce ? La réponse est connue d'avance. Sujet de recherche pour de jeunes étudiants curieux : combien de décennies ou de siècles faudra-t-il pour apprendre à nos cerveaux Crocodiles que les végétaux sont des aliments prioritaires alors que la « bouffe » attirante reste accessible partout ? Et combien de millénaires faudra-t-il pour avoir « faim » et « plaisir » de légumes à l'eau ?

Les protéines tant vantées par les campagnes nutritionnelles sont nécessaires en très petites quantités chaque jour pour le renouvellement des tissus, l'entretien des organes et la cicatrisation. Les protéines du corps sont en perpétuel renouvellement. Certaines de façon très rapide (plusieurs fois par jour), d'autres de manière lente, sur plusieurs mois. Notre organisme détruit les tissus vieillissants, les hormones ou enzymes devenues inactives, en refabrique, renforce les muscles, les os en

---

* Pourtant, tous les acides aminés *essentiels* y figurent. D'où les recherches en cours pour nous faire avaler d'ici quelques décennies des steaks d'herbe.

fonction des efforts nécessaires (et effectués !)… L'organisme se remodèle en permanence. La muqueuse de l'intestin est « neuve » tous les trois jours. Les globules rouges ne vivent que trois mois. Nos os se remodèlent entièrement en un an.

Les muscles moteurs représentent à eux seuls 50 % du poids du corps chez l'homme (un peu moins chez la femme). Ils sont la première source de protéines : première en volume et première à réagir en cas de disette ou de régime. Nos volumes musculaires suivent notre alimentation et suivent le cours de nos activités physiques. La capacité de remodelage des muscles striés (ceux de la motricité volontaire) est immense. Au moindre changement de mode de vie, ce sont eux qui réagissent. Quelques *semaines* d'efforts physiques, et ils deviennent très gros (regardez les bodybuilders). Quelques *jours* d'immobilité, et ils fondent : en dix jours d'immobilisation plâtrée le quadriceps, celui du devant de la cuisse, le plus puissant des muscles du corps, l'un des plus gros (après le grand fessier !) a perdu 60 % de son volume. Quelques *heures* de régime sans sucre ni féculents, et les muscles fondent les premiers. L'aptitude de détruire facilement les protéines musculaires est mise à contribution pour fabriquer de l'énergie dès que les apports en glucides deviennent insuffisants. Après 24 à 48 heures de jeûne, avant que les mécanismes d'utilisation des graisses puissent se mettre en route, la priorité est la destruction des protéines mais uniquement celles des cellules musculaires striées. La combustion des acides aminés en CO_2 et H_2O apporte très vite une grande quantité d'énergie. Donc les muscles fondent (et le poids baisse sur la balance, mais on ne devrait pas s'en réjouir !). Heureusement ce processus n'est que temporaire. Si le jeûne persiste au-delà de cinq à six jours, la protéolyse s'arrête et l'utilisation des graisses devient le principal apport.

Les grands promoteurs de régimes ne vous le diront pas : en cas de *régime protidique pur* pendant une dizaine de jours, nos muscles striés moteurs se détruisent. Soyons plus précis : certaines fibres se détruisent, celles qui stockent du glycogène et le transforment localement en glucose pour leur métabolisme énergétique pendant l'effort. Ce sont les cellules qui permettent des efforts prolongés. Celles qui prédominent chez les sportifs entraînés, sur les zones corporelles travaillées par le sport. Elles se détruiront en priorité, à moins qu'une activité physique intense ne les oblige à se maintenir. Si elles se maintiennent, ce sera au détriment du métabolisme glucidique global du corps, donc au prix d'une fatigue physique et cérébrale intense… donc d'une sensation de faim majeure. Qui accepterait d'aller jusque-là ?

Première mauvaise nouvelle : les fibres détruites lors des régimes ne se reconstruiront pas à l'identique. Un seul régime hypoglucidique dans la vie et elles seront remplacées par d'autres qui ne fonctionnent pas au glucose mais à d'autres substrats énergétiques, issus de la dégradation des graisses. Notre corps aura changé de fonctionnement, nous deviendrons inaptes à utiliser les sucres (puis résistants à l'insuline), base d'une des maladies du siècle : le diabète de type 2. Dorénavant, les sucres, nous les stockerons sous forme de graisse.

Deuxième mauvaise nouvelle : quand l'alimentation plus riche reprendra, la reconstitution des fibres musculaires – même les fibres « nouvelle version » n'utilisant pas les glucides – ne sera pas la priorité de l'organisme, trop pressé de rattraper et de renforcer d'autres réserves qui lui sont plus précieuses. De régime en régime, notre corps se transforme… en graisse !

Troisième mauvaise nouvelle : les protéines sont une source onéreuse d'aliments. Surtout les protéines d'origine animale. Les océans se dépeuplent, les élevages de bovins polluent et pillent la planète. Dans une émission télévisée[2], l'écrivain Wadji Mouawad a cité des chiffres effarants. Pour nourrir 300 millions d'Américains, on tuerait un million de bêtes par heure. Chiffres qu'il a répétés à la demande de l'animateur, mais sans préciser combien de bovins, de poulets, de crevettes ou de poissons d'élevage. Tout comme le pétrole en voie de disparition pure et simple, nous ne pourrons pas continuer à ce rythme. L'ouverture à la modernité de l'Inde, de la Chine, du Brésil, c'est des milliards d'êtres humains qui voudront arrêter de grossir avec du riz ou du blé. Il n'y aura pas de viande pour tous. Nos sources habituelles de protéines ne suivront pas la demande. Sommes-nous prêts à manger des protéines non nobles (ignobles, diraient certains), sous forme de sauterelles, larves, fourmis, bref tout ce qui pullule et que nous évitons habituellement de consommer ? Les Africains et les Chinois le font depuis longtemps. Combien de temps faudrait-il à nos Crocodiles pour y trouver du plaisir, même sous forme de « saucisses de mouches » ?

L'adaptabilité

Les organismes des herbivores et des omnivores sont ainsi conçus qu'ils peuvent fabriquer de tout avec tout. Des sucres avec des graisses, des protéines à partir des sucres, des graisses avec des protéines… En ne mangeant que de l'herbe, aliment particulièrement peu nourrissant, une vache est capable de fabriquer dans son lait son propre poids de protéines et plus d'une tonne de graisses par an. Il nous est donc tout à fait possible de survivre sans graisses, ou sans sucres ou sans protéines ou avec un seul d'entre eux. Tout peut se transformer en n'importe quoi autour d'un pivot biochimique central nommé acide pyruvique. Imaginons cela très simplement sous la forme de chemins biochimiques de dégradation et de recombinaisons.

Inutile d'être un biochimiste chevronné pour comprendre que toutes les transformations sont possibles, mais que certaines voies sont prioritaires sur d'autres. Dégrader dans l'intestin et dans le foie des protéines en acides aminés, puis reprendre ces mêmes acides aminés pour reconstruire une autre protéine n'est pas très rentable sur le plan énergétique puisque la fabrication des protéines consomme elle-même beaucoup d'énergie. *Pas de chance : quel que soit le nutriment initial, il sera toujours plus facile de fabriquer des graisses que des protéines...*

Les marchands de régimes qui laissent croire qu'en régime protéiné strict les rations sont illimitées sont des charlatans. Beaucoup de protéines dégradées conduiront à des stockages graisseux : c'est évident.

Pour remodeler les tissus de l'organisme, les réserves de protéines sont énormes, puisque ce sont celles de nos muscles. Nous aurions très peu besoin d'en consommer. Sur le strict plan de l'énergie, les graisses – n'en parlons même pas ! – devraient nous suffire en mangeant une fois par semaine, ou deux fois par mois. Pourquoi, donc, ne le faisons-nous pas ? Pourquoi la faim et ses appels sont-ils pluriquotidiens ?

Les facteurs limitants

Dans le tableau des transformations ci-dessus, il existe malheureusement un facteur limitant des utilisations et des reconstructions. Un facteur qui déclenchera dans notre cerveau profond les signaux préliminaires de faim. Ce sont les produits dits *essentiels*, *indispensables*, que l'organisme ne trouve pas dans la dégradation ou la transformation d'autres éléments. Il doit les recevoir, en proportion appropriée à la construction des tissus. Ils sont de trois types : les acides aminés essentiels, les graisses « nobles » et les micronutriments.

Les acides aminés indispensables

Digérer les protéines, c'est diviser une structure très complexe (un tissu, un mur) en structures élémentaires (les fils, les briques) appelées acides aminés (AA). Il y a 20 acides aminés. La diversité des protéines est une question d'assemblages ; elle tient à la proportion des divers AA présents.

La meilleure analogie est celle des lettres de l'alphabet. Avec 26 lettres on peut écrire les plus beaux et longs textes du monde, dans toutes les langues de la planète. S'il en manque une, il faut s'appeler Georges Perec pour réaliser un ouvrage lisible*. Personne, à ma connaissance, n'a écrit d'ouvrage avec deux lettres en moins.

Avec 20 acides aminés, on peut construire toutes les protéines du corps, avec 18 ou 17 on ne fait plus rien de bon. Ils proviennent des diverses protéines alimentaires, qu'elles soient végétales ou animales. Quelques protéines apportent tous les AA de façon équilibrée. Pour les autres, soit il en manque un ou plusieurs, soit il n'y en a pas assez de l'un ou l'autre pour permettre les reconstructions protéiques cellulaires. Certains peuvent être obtenus par la transformation des AA entre eux, donc ne manqueront jamais. En revanche, huit sont dits essentiels chez l'adulte : valine, leucine, isoleucine, phénylalanine, tryptophane, thréonine, méthionine, lysine.

* Dans *La Disparition*, Gallimard, 1989, la voyelle *e* ne figure pas une seule fois. Le défi est colossal puisque l'œuvre comporte quelque 300 pages d'une trentaine de lignes chacune… sachant que le *e* revient environ une fois sur six lettres en français, c'est donc d'environ 60 000 mots que Perec a choisi de se passer (Wikipédia).

Plus deux autres chez le nourrisson : arginine, histidine. « Essentiel » signifie indispensable dans les constructions tissulaires mais non récupérable par transformation. Ils doivent donc impérativement et régulièrement être apportés par l'alimentation. Seul un apport de protéines peu abondant mais varié, mixant les diverses sources *animales et végétales* de protéines est à même de garantir un apport satisfaisant. Pour les régimes végétariens c'est l'association céréales + légumineuses qui remplira cette fonction. Sinon, nous avons… « faim ». Ne manger au long cours que des laitages maigres et des steaks déclenchera des fringales à la recherche des AA essentiels.

Les lipides « nobles »

Deux sortes de lipides indispensables entrent dans la composition des membranes tissulaires : le cholestérol et les phospholipides, eux-mêmes constitués d'acides gras libres et de molécules d'acide phosphorique. Oublions vite les préjugés sommaires sur les effets nocifs de ces lipides. Ils nous sont indispensables. Seul leur excès les rend nocifs.

• *Le cholestérol* n'existe pas dans le règne végétal. Il est présent chez les vertébrés dans presque tous les tissus, mais surtout les tissus nobles, le foie, le cerveau et la moelle épinière. 70 % sont fabriqués par le foie, 30 % apportés par l'alimentation. Il a plusieurs rôles biologiques majeurs.

Précurseur des sels biliaires, il favorise la digestion des graisses. Sa structure moléculaire sert de base de synthèse de nombreuses molécules, en particulier la vitamine D, les hormones sexuelles, les hormones surrénaliennes et l'hémoglobine. Dans les parois cellulaires, il joue un rôle capital dans la résistance membranaire et son imperméabilisation, il freine la perte d'eau et limite l'entrée de produits hydrosolubles. Il permet la formation de « radeaux » auxquels s'accrochent des protéines fonctionnelles. Surtout, au niveau neuronal, il permet la synthèse de neurotransmetteurs, donc la propagation de l'influx nerveux.

Indispensable donc. En d'autres termes, si le cholestérol vient à manquer, nous avons… faim. Petit détail d'importance : le lait de mère des premiers jours est très riche en cholestérol. Ce n'est sûrement pas pour rien.

• *Les acides gras libres* à la base des diverses molécules lipidiques (triglycérides, phospholipides, sphingolipides) sont de longs colliers d'atomes de carbone sur lesquels se fixent des radicaux hydrogènes. Pour fabriquer un tissu performant, il faut le matériau de construction le meilleur. Plus une chaîne est longue et fine (insaturée), plus elle est souple, et plus le tissu fabriqué est performant (un tissu de soie est beaucoup plus beau qu'un tissu de jute…). Ce seront les chaînes les plus longues (20 à 22 atomes de carbone), sur lesquelles manqueront le plus d'ions hydrogène (zones d'insaturation).

Les acides gras ainsi obtenus sont nommés acides gras polyinsaturés à chaîne longue (AGPICL). Ils sont indispensables pour construire des neurones, les cellules de la rétine, des reins ou un foie performants, des vaisseaux cardiaques capables de fonctionner près d'un siècle… bref tous les tissus dits nobles du corps.

Les plus indispensables sont ceux qui contiennent plusieurs zones d'insaturation, dont la première sur le troisième atome de carbone. Ce sont ceux que l'on nomme oméga 3. L'organisme sait allonger et désaturer certaines graisses mais ne sait pas créer les chaînes les plus longues à 22 atomes de carbone, les plus polyinsaturées s'il ne reçoit pas les précurseurs, acide linoléique (insaturé en C9 et C6) et acide alphalinolénique (insaturé en C9, C6 et C3). Ils sont peu représentés dans l'alimentation : huiles de poisson, quelques oléagineux. L'organisme peut en fabriquer en allongeant et en désaturant certaines autres graisses, mais pas n'importe lesquelles. Les AGPICL et les précurseurs sont donc « essentiels ».

Si l'alimentation apporte du beurre, du saindoux, des viandes grasses, de l'huile de palme – graisses courtes et saturées – ou pire, des graisses « hydrogénées* », l'organisme pourra les utiliser pour l'énergie, fabriquer (un peu) des tissus de qualité médiocre et (beaucoup) les stocker. Il en est de même des acides gras d'origine végétale, mono- ou polyinsaturés mais dont la structure chimique a été transformée par la cuisson ou par le raffinage (graisses trans). La meilleure image pour comprendre les graisses trans est l'analogie avec la laine. Un brin de laine est souple et doux, mais si on le fait bouillir, il rétrécit, se durcit, devient inapte au tissage. De même, les graisses traitées par la chaleur deviennent impropres à l'utilisation dans le corps humain. Les enzymes de digestion des graisses sont inopérantes sur ces molécules anormales qu'elles ne peuvent ni dégrader ni utiliser dans les constructions membranaires. Ce sont des graisses inutiles, tout juste bonnes à augmenter l'isolant sous-cutané...

Si l'alimentation n'apporte pas les éléments *essentiels* en quantité suffisante, la régulation cérébrale inconsciente conduira à des sensations de faim importante. En multipliant les apports alimentaires, l'organisme espère trouver les éléments qui lui manquent. Tout l'excédent inadapté sera stocké

* Ce qui veut dire exactement resaturées artificiellement, pour les rendre solides (margarines) ou chimiquement plus stables. Les graisses hydrogénées ne rancissent presque pas.

dans les adipocytes. Et la faim continuera pour en trouver des meilleurs !

Les micronutriments indispensables : sels minéraux, vitamines, oligoéléments

Les constructions tissulaires que nous venons de décrire nécessitent la présence d'un certain nombre de micronutriments, vitamines, minéraux, et oligoéléments, qui participent aux réactions chimiques. Lorsqu'ils ne sont pas apportés par l'alimentation, tout le système de transformation se dérègle. La construction des tissus est ralentie et nos régulations nous donnent faim pour tenter de compenser. Ils sont donc eux aussi « essentiels ».

Notre corps a besoin de façon rapprochée de ce qui lui sert vraiment à rester en équilibre. Quelques exemples :

Il lui faut des sels minéraux, en particulier le sel (NaCl) dont les pertes dans la sueur et les urines sont permanentes. Et du potassium car les échanges d'ions à travers les membranes cellulaires se font par circulation alternée de sodium et de potassium. Le chlore, lui, sera utile au maintien du pH sanguin.

Il lui faut du fer, pour construire et reconstruire sans relâche l'hémoglobine de nouveaux globules rouges car ils n'ont qu'une durée de vie limitée (environ cent jours).

Il lui faut du calcium pour entretenir une masse osseuse satisfaisante. Et de la vitamine D pour l'absorber au niveau intestinal et le fixer sur les os.

Il lui faut de l'iode pour fabriquer des hormones thyroïdiennes, indispensables au fonctionnement cérébral et au tonus général.

Il lui faut du fluor pour renforcer la structure du tissu osseux et dentaire.

Il lui faut du sélénium, indispensable à la construction des tissus cutanés et des fibres musculaires.

Il lui faut des vitamines, toutes les vitamines connues. Par exemple, en cas de carence en vitamines C, E, B, en magnésium et en zinc, la transformation des graisses en AGPILC devient problématique.

Il lui faut du zinc et du chrome pour participer aux défenses immunitaires, à la multiplication des cellules germinales de la reproduction.

En réalité, aucun de ces facteurs ne joue qu'un seul rôle. Chacun a cinq ou six actions principales. Ils interviennent en chaînes enzymatiques les uns avec les autres, en synergie entre eux pour un organe donné. Ils entrent dans la composition de certaines protéines (le fer dans l'hémoglobine, le cobalt dans la vitamine B12, l'iode dans les hormones thyroïdiennes…).

En se liant à une enzyme, ces diverses molécules créent des cofacteurs enzymatiques, indispensables à la fonction de l'enzyme, catalyseurs des réactions chimiques dans l'organisme. Pour le zinc par exemple, on connaît plus de 200 enzymes qui en ont besoin comme cofacteur. On connaît aussi le rôle qu'ils peuvent jouer dans la structure d'une hormone ou son action sur son récepteur. Mais leur fonction probablement la plus essentielle est celle de l'équilibre immunologique : action positive sur les cellules lymphoïdes et lutte contre les radicaux libres pour éviter les infections, améliorer les réactions aux corps étrangers et freiner le vieillissement.

Il serait simple d'allonger ici la liste de tous les oligoéléments et de toutes les vitamines. Il existe de superbes tableaux définissant leurs modes d'action, leur taux dans certains tissus.

Le risque de tout cela serait de penser qu'il suffit d'apporter des « compléments* » de chacun pour assurer une sécurité. C'est totalement faux. Certains ne sont pas absorbés au niveau intestinal et filent directement dans les selles. D'autres sont toxiques en cas d'apports excessifs. Pour d'autres (manganèse, silicium, vanadium, nickel, étain), nous n'avons encore aucune idée de leur rôle dans l'organisme. Pour d'autres encore (iode, fer, cuivre, zinc, sélénium, chrome, molybdène), on sait reconnaître une carence et la réparer par un apport adapté. Enfin, un taux élevé de l'un peut entraîner une carence d'un autre (par exemple, trop de zinc entraîne une carence en cuivre). Bref, les avaler en gélules sans discernement, c'est jouer à l'apprenti sorcier.

La plupart des réserves d'oligoéléments se trouvent dans le foie, mais il en existe aussi dans d'autres cellules, ou circulant dans le sang fixés à une protéine transporteur (albumine ou protéine spécifique) ou sur une protéine de stockage (fer sur la ferritine par exemple). C'est donc le foie, grand ordinateur central des métabolismes, qui va réguler tout cela. Il peut lancer un appel de recherche de nourriture parce qu'il aurait besoin d'une trace de cobalt ou de cuivre. Mais, nous l'avons maintenant bien démontré, cet appel n'est pas spécifique. Si le plat avalé est une ration de frites, inutile car dénuée de ces deux éléments alors qu'il ne manquait ni graisses ni sucres, ces deux derniers éléments vont rejoindre directement les réserves irrécupérables d'isolant. Chaque mois, chaque semaine, chaque jour, ce scénario se répète, d'autant plus fréquent que l'alimentation est monotone,

* Les fameux compléments alimentaires vendus à prix d'or dans les magasins bio.

pauvre en nutriments frais et dépourvue des apports variés multiples d'une alimentation diversifiée.

Si l'on réfléchit que les besoins varient avec l'âge, avec l'activité, avec les saisons, avec l'état de la muqueuse de l'intestin, aucun ordinateur, même le plus performant ne pourrait adapter au jour le jour de façon précise nos apports alimentaires à nos besoins. Mieux vaut manger peu mais très varié... et éviter d'avoir faim.

Le chauffage central

Troisième grande transformation du mode de vie des humains : les luttes pour réguler la température corporelle se font rares. Chauffage central, voitures climatisées, maisons isolées, peu de travaux extérieurs et peut-être réchauffement de la planète, tout va dans le même sens : nos stocks saisonniers d'automne ne servent plus à grand-chose. Leur programmation est active, l'utilisation est devenue inutile. Combien de siècles faudra-t-il pour que notre cerveau découvre le chauffage central ? En attendant, nous continuons à stocker des isolants sous-cutanés, donc à manger plus à la fin de l'été, sans les consommer l'hiver puisqu'il fait chaud chez nous. Voici une nouvelle source évidente de prise de poids progressive, lentement mais sûrement.

Les marmottes deviennent-elles obèses ?

Les marmottes à ventre jaune (*Marmota flaviventris*) vivent en haut des montagnes Rocheuses du Colorado à près de 3 000 mètres d'altitude. Une équipe de chercheurs anglais et américains étudie et compare leur mode de vie depuis des décennies[3]. Premier résultat sidérant : depuis trente ans, les marmottes s'empâtent. En pesant chaque individu – capturé plusieurs fois par été –, aucun doute possible. Le poids moyen est passé de 3 094 g à 3 433 g soit une augmentation de 10 % entre 1976 et 2008. Étonnant : ce résultat est très proche de celui observé chez les humains des pays développés dans la même période ! Deuxième résultat non moins frappant : ces dix dernières années, la population de la colonie a triplé avec un taux de reproduction passé de 0,56 individu par an entre 1976 et 2001 à 1,4 individu par an entre 2001 et 2008.

Comment interpréter de tels changements ? La première hypothèse soulevée par les auteurs est un phénomène global : le réchauffement de la planète. L'hiver est plus court, la perte de poids qui accompagnait l'hibernation est incomplète. L'été est plus long, d'où plus de temps pour dévorer des herbes plus grasses, plus abondantes, juste à portée du terrier, sans avoir à se déplacer. Donc plus de stock encore. Les marmottons naissent plus tôt dans la saison, profitent de plus de temps pour grossir avant la saison froide, ce qui augmente leurs chances de survie. Les portées sont plus nombreuses. Les adultes meurent moins vite. Le simple réchauffement de leur habitat et l'abondance qui en découle seraient donc l'explication.

Et nous… ? Est-il possible de faire un rapprochement entre l'obésité progressive des populations des pays riches et les trois modifications de l'environnement depuis cinquante ans : immobilité, chauffage, abondance alimentaire ? Tous les scientifiques nous diront que des études prolongées sur le long terme doivent être diligentées. Argument scientifiquement recevable, certes, mais il serait sans doute plus sage de réagir sans en attendre les résultats. D'autant que nous avons – plus que les marmottes – deux autres modifications majeures de notre mode de vie : la chimie toxique dans l'alimentation et l'augmentation phénoménale de l'espérance de vie. Reprenons ces deux points.

Quand l'aliment devient poison

Encore une chose que nos Crocodiles n'avaient pas prévue : l'humain a longtemps cherché sa nourriture mais celle qu'il trouvait était biologiquement correcte. Maintenant des monceaux de nourriture sont à sa portée, mais de très mauvaise valeur nutritionnelle. Elle l'empoisonne et/ou le pousse à manger. Prenons trois exemples en pleine actualité.

La nourriture « chimiquement assistée* »

Après la Seconde Guerre mondiale débute l'ère de l'agriculture intensive. L'alimentation devient abondante, toute prête et relativement peu onéreuse. Pendant près de trente ans, personne ou presque ne se souciera de ce que contiennent les superbes emballages attrayants des supermarchés.

Or, en silence, l'industrie chimique a fait des ravages : colorants, agents de sapidité, agents de texture, stabilisants, antioxydants, édulcorants, excès de sel, huile, sucre… Pour des raisons de prix et de facilité de préparation ont été choisis des produits de la pire qualité nutritionnelle : graisses végétales hydrogénées, sucres et farines raffinés, graisses animales…

Malgré les efforts fournis par quelques associations de défense des consommateurs et de protection de l'environnement, le résultat est catastrophique. Il suffit pour s'en

* Dr Marie Thirion, conférence 2010.

convaincre de prendre au hasard n'importe quelle boîte de biscuits ou paquet de pain en tranches sur les rayons d'un supermarché. La plupart contiennent plus de vingt produits chimiques. Parfois une centaine. Les produits à bas prix sont ceux qui en contiennent le plus. La viande fraîche et les poissons sont traités pour ne pas se dégrader trop vite. Les fruits sont couverts d'insecticides puis de gélifiants pour améliorer leur aspect et faciliter leur transport. Les légumes ont puisé dans le sol des molécules toxiques. Les œufs, le lait et les laitages sont contaminés gravement par la pollution des prés où paissent les animaux. Les poissons des fonds marins sont intoxiqués au mercure et aux métaux lourds. On ajoute des nanoparticules pour purifier l'eau ou comme agent gélifiant ou antiagglomérant. Dans la revue web de l'environnement *Grist*, la journaliste Twilight Greenaway pose le problème capital : « Comme avec les OGM, la stratégie semble être : premièrement, les diffuser dans les produits alimentaires en masse et n'évaluer les risques qu'ensuite (ou jamais)[4]. » Que nous reste-t-il de correct à manger ?

Nous savons qu'il faudrait plusieurs dizaines d'années avec des politiques mondiales efficaces de défense de l'environnement pour redresser cette situation catastrophique. Or il n'existe actuellement sur la planète, malgré quelques congrès internationaux très médiatisés, aucune volonté franche d'intervenir. Les enjeux financiers sont immenses. Les dirigeants des grandes firmes de l'agrochimie noyautent les organismes de contrôle[5]. Les pays en voie de développement veulent rattraper le temps perdu. Les pays riches ne veulent rien perdre de leur puissance et de leur capacité de croissance. Nous sommes donc condamnés à avaler, de gré ou de force, la chimie de tous nos aliments…

Or Crocodile ne sait rien de tous ces bricolages chimiques. Il est fixé à ses vieux critères de volume et d'attirance sensorielle. Comment pourrait-il savoir que la tarte aux cerises achetée toute fraîche au rayon pâtisserie du supermarché contient plus de 200 produits anormaux, pour certains très toxiques ? On trouve par centaines dans nos aliments des molécules chimiques qui ne sont pas officiellement comestibles. Deux chercheurs en sciences de la terre ont publié[6] une recette tout à fait terrifiante en listant tous les produits chimiques utilisés dans la préparation ou le conditionnement des ingrédients : farine, sucre, corps gras, fruits, poudre levante, lait, œufs, mais aussi insecticides, antibiotiques, antifongiques, agents liants ou « appétents », agents de texture, émulsifiants ou agents de surface, colorants[7]. Bref, une horreur d'intoxication. Et nous mangeons cette « tarte aux cerises » sans aucune idée de ce que nous avalons.

Pour chacun des produits chimiques, la dose toxique est probablement faible. Ce que l'on ne connaît pas, c'est l'effet de *l'apport cumulé* des molécules. Les dégâts corporels de leurs interactions ne sont connus de personne (et fort peu étudiés : les industriels ont les moyens financiers de bloquer toute recherche). Crocodile-cerveau, lui non plus, ne peut pas savoir. Pour lui une cerise bien rouge est une cerise ; si elle brille, elle est sucrée. Une pâte à tarte est un mélange de farine, d'eau et de beurre.

Pour l'instant, dans les sociétés développées, les Crocodiles poussent à manger comme il y a trente mille ans, s'emballent devant la quantité d'aliments, mais dérapent dans leur fonctionnement à cause de l'intoxication massive des réserves corporelles. Auront-ils le temps d'apprendre à se méfier ? Les épidémies actuelles dramatiques de cancers et de maladies auto-immunes chez les personnes nées pendant et après la guerre, nourries depuis l'enfance avec des produits dénaturés, sont une réponse inquiétante à ce phénomène.

Le pavé dans les laitages

La presse grand public a relayé à grand bruit en septembre 2011 l'interdiction faite à une célébrissime marque franco-suisse de yaourts d'utiliser des allégations mensongères sur les prétendues qualités médicinales de certains produits. Le débat de fond portait sur la présence de bifidobactéries acidolactiques censées « booster » les défenses immunitaires[8]. Sous le nom de probiotiques, ou de ferments lactiques, on les trouve partout : dans presque tous les laitages, dans les pains industriels, les charcuteries, les plats préparés et même certaines boissons.

Or ces bactéries, vivantes et actives – exactement les mêmes que celles trouvées dans l'intestin des bovins –, sont utilisées depuis plus de vingt ans dans les élevages comme activateurs de croissance, pour faire grossir plus et plus vite les porcs ou les poulets. Nourris aux probiotiques, c'est 10 % de plus sur la balance…

Début 2012, des chercheurs ont comparé la flore intestinale d'enfants obèses et de non-obèses. Sans surprise, l'intestin des premiers est bourré de probiotiques.

Autre constatation très inquiétante : d'autres facteurs contenus dans le lait lui-même stimulent très activement le développement des cellules. Le lait de vache contient des facteurs de croissance qui stimulent la croissance des muqueuses et des parois canalaires des glandes. Ce lait n'est-il pas prévu pour que le petit veau, pesant 50 kg environ à la naissance, en fasse 300 à 2 ans ? Il n'était pas adapté pour l'humain. Des études statistiques ont prouvé une nette corrélation entre la fréquence des cancers du sein chez la femme dans une population donnée et la consommation de produits laitiers, surtout bovins. Dévorer du lait et des laitages à grande échelle, vouloir maigrir en ne mangeant que des yaourts maigres, quelle folie !

Les graisses-poubelles

Quand notre organisme ne sait pas quoi faire d'excédents, d'éléments inutiles ou anormaux, il n'a qu'une solution : les stocker dans les cellules graisseuses. Ainsi se constitue ce que les physiologistes appellent les graisses-poubelles.

Le foie qui reçoit tous les nutriments apportés par le sang a, parmi ses multiples fonctions, celle d'éliminer les produits inutiles ou dangereux. Il fait donc un tri précis de tout ce qui lui est apporté, le transforme si nécessaire et le dirige vers la station d'épuration appropriée. Il n'a que trois possibilités :

Le *circuit court* dissout les produits dans la bile. Par le canal cholédoque ils rejoindront l'intestin et seront éliminés dans les selles. Cette voie d'élimination est limitée à quelques produits que le foie peut transformer en molécules non réabsorbables du tube digestif vers le sang*.

La *station d'épuration rénale* ne concerne que les éléments solubles dans l'eau. Au cours de la dégradation des protéines, le foie fabrique de l'urée, molécule très hydrosoluble, remise en circulation dans le sang pour être éliminée par les reins.

* Par exemple, la destruction de nos globules rouges entraîne la libération de l'hémoglobine, transformée dans le sang en bilirubine libre. Lors du passage dans le foie, elle est transformée en bilirubine conjuguée (ce qui signifie attachée à une autre molécule qui l'alourdit et la rend inapte à être digérée). Ce produit est éliminé dans la bile puis dans les selles.

Lorsque l'urée sanguine monte (régime hyperprotidique !), le corps retient un maximum d'eau dans les tissus interstitiels extracellulaires, pour tenter d'assurer plus d'élimination. Si les apports en eau sont insuffisants, l'urée (toxique) s'accumule dans le foie et le sang.

Tous les produits que le foie ne peut éliminer ni par les urines ni par la bile sont stockés dans les tissus graisseux isolants sous-cutanés et abdominaux qui se développent autant que nécessaire pour engranger toutes les ordures solubles dans les graisses. C'est l'*épuration-poubelle*. Le foie lui-même se surcharge de tous les produits qu'il ne sait où stocker (foie gras).

Il y a de tout dans nos poubelles : le trop-plein de médicaments, les excès alimentaires, les aliments ingérables par notre système enzymatique, les hormones sécrétées en excès, tous les toxiques et les polluants de notre environnement et de notre alimentation. De quoi intoxiquer gravement notre organisme si les réserves pouvaient se vider rapidement. Les troubles ressentis après quelques jours de diète (maux de tête, nausées) sont parfois tellement intenses qu'ils conduisent à l'abandon du régime. Plus nos graisses sont contaminées, moins elles sont récupérables pour fabriquer de l'énergie. Une fois de plus, la seule solution sera de manger plus, donc avoir faim pour… ne pas toucher aux stocks pollués.

Ce phénomène de graisses-poubelles a été décrit pour la première fois dans les années 1960 par un groupe d'ornithologues chargés de l'étude des oiseaux migrateurs. La communauté scientifique avait été interpellée par le décès brutal de tout un vol de cigognes arrivant au Maghreb sur le lieu de leur séjour hivernal. Elles avaient passé l'été en pleine santé dans des champs de la campagne européenne et sont mortes en arrivant en Afrique. Les analyses effectuées ont décelé une intoxication aiguë aux organophosphorés et carbamates, produits largement répandus comme engrais et désherbants. Les cigognes avaient picoré pendant des mois dans les champs contaminés, avaient rempli leur tissu adipeux jour après jour, ce qui leur permettait de tolérer cette pollution dangereuse. Au moment de la migration, la consommation brutale de toutes les réserves disponibles pour le vol non-stop de plusieurs jours avait provoqué une intoxication aiguë mortelle.

Les mêmes modalités d'intoxication par les graisses-poubelles sont maintenant bien documentées chez les humains. En voici un exemple que je connais personnellement : un agriculteur fait une intoxication aiguë à un engrais chimique qu'il vient de répandre dans son champ. Il fait une hémolyse aiguë, c'est-à-dire une destruction massive de ses globules rouges. Il est sauvé de justesse après un long séjour en réanimation. On lui prescrit de ne plus jamais approcher les engrais incriminés. Quelques mois plus tard, son médecin traitant trouve qu'il a trop grossi (vous comprenez pourquoi) et lui prescrit un régime amaigrissant qu'il suit très sérieusement. Au bout de quelques jours, cet homme meurt en quelques heures d'une nouvelle hémolyse aiguë, provoquée par le relargage du toxique que son foie avait « planqué » dans les graisses pour dépolluer son sang.

Les graisses-poubelles sont donc l'une de nos sécurités pour épurer l'organisme, à condition… de ne plus y toucher. D'autant plus que notre alimentation, la pollution de l'environnement, la multiplication des traitements médicamenteux auront contribué à l'accumulation de multiples toxiques. Dans nos sociétés industrielles, un grand nombre d'obésités est tout autant lié à la contamination des tissus graisseux, contamination indélogeable et qui dérègle la faim, qu'à des apports excessifs par simple gourmandise…

Les graisses-poubelles sont devenues impropres pour une

utilisation dynamique. Ce ne sont que des stocks statiques, qu'il serait dangereux de toucher. S'il a besoin d'énergie ou d'acides gras de construction, notre organisme aura faim plutôt que de prendre le risque de mobiliser tous ces produits toxiques… et continuera à grossir.

L'augmentation de l'espérance de vie

Dernier changement radical : augmenter d'une vingtaine d'années l'espérance de vie des Occidentaux en moins de trois décennies est une révolution dont nous ne mesurons pas encore les effets. Ce changement radical pose la question de l'état du corps au moment du vieillissement. Le surpoids de la population, qui devrait être reconnu comme une adaptation normale à l'environnement, devient « maladie », car va favoriser l'apparition de pathologies cardiovasculaires jusque-là considérées comme « normales » à un âge donné. Pour bien vieillir, il nous faudrait rester souples, minces et sportifs, alors que statistiquement tout notre mode de vie pousse à l'inverse. Une population entière avale des antidiabétiques, des anticholestérol, qui normalisent les chiffres biologiques (les analyses sont bonnes…), sans modifier en rien les statistiques de mortalité. Cherchez l'erreur !

Jusqu'où grossiront les humains ?

Un peu de science-fiction bien réelle pour nous faire peur…

Nos réserves graisseuses sont potentiellement illimitées. Cette capacité de stockage invraisemblable est l'une des fra-

gilités de l'espèce humaine. Il n'est pas rare de voir une personne de petite taille, à l'ossature fine, dont le poids normal devrait avoisiner les 50 kg arriver à peser deux, voire trois fois plus, soit plus de 100 kg de graisses. Quelques actualités récentes :

L'homme qui a atteint le poids le plus élevé du monde pesait à son maximum 635 kg (J.B. Minnoch, États-Unis, 1983). La femme la plus grosse du monde (Carol Yager, États-Unis) a battu le record avec 727 kg. L'homme le plus obèse actuellement vivant enregistré au *Livre Guinness des records* (2008) est un Mexicain. Manuel Uribe, 560 kg lors du contrôle pour le *Guinness Book*, avait pesé 597 kg avant l'enregistrement officiel de ce record. Deux points me paraissent essentiel sur ce cas : il n'a aucune anomalie génétique expliquant une telle obésité, elle a été constituée uniquement, dit-il, par un travail sédentaire et une alimentation de « malbouffe ». Suivant un régime hyperstrict depuis quatre ans, il aurait perdu 230 kg et s'apprêterait à battre le record de la plus gigantesque perte de poids du monde. Sait-il qu'il ne pourra plus jamais remanger normalement quand il aura atteint le poids dont il rêve (environ 200 kg, quand même...) ?

Autre annonce bien réelle. La double contrainte* créée dans nos sociétés par les injonctions paradoxales de consommer d'une part et de rester mince d'autre part devient psychologiquement insupportable. Des Américains, excédés par des campagnes incessantes sur l'hygiène nutritionnelle alors que l'alimentation proposée est aux antipodes, se rebiffent. Ils prônent haut et fort leur *droit* à la malbouffe et à rester obèses. « *Ne touchez pas à mes frites* », disait un slogan politique anti-

* *Double bind*, bien connue des psychiatres dans les causes de déclenchement de la folie.

Obama (sa femme s'étant faite le porte-parole de la lutte pour une meilleure alimentation) dans la campagne électorale américaine de 2012. Allons plus loin. Un restaurant a ouvert ses portes en 2006, à Chandler en Arizona : le *Heart Attack Grill*[9] très bien nommé ! Serveuses déguisées en infirmières ; sandwichs énormes, de la pire qualité possible ; rations illimitées ; fauteuils roulants pour accueillir les convives ; pesée en arrivant. Le must : repas gratuits à vie pour ceux qui pèsent plus de 175 kg à condition de maintenir ou d'augmenter ce poids. Un vrai pousse-au-crime.

Plusieurs romans récents[10] ont pour héros des humains énormes, vautrés 24 heures sur 24 devant leur télévision, incapables de se lever, commandant leur vie sur Internet, lovés dans leur malaise et les replis gigantesques de leur chair. Ils n'ont plus rien des ogres paillards et rigolards de Rabelais. Derrière la graisse, le mal-être, cherchez le romantisme et la tendresse d'humains très attachants, nous suggère l'auteur.

Et pour finir, amusons-nous : un peu de science-fiction. Fiction oui, mais à partir de données scientifiques. Nous savons que nos cellules et nos organes se développent quand ils sont utilisés, involuent et peuvent disparaître s'ils ne servent à rien. En reprenant les prédictions de scientifiques très sérieux, un journal anglais vient de s'amuser à publier un portrait-robot[11] de l'humain dans mille ans.

Extraits : « Dans mille ans, nous serons moins poilus, plus grands, avec de petits cerveaux, dit le titre : [...] il dévoile un profil aux fonctions intellectuelles et sexuelles amoindries, aux bras longs et au "quadruple menton" [...], nous aurons moins de dents, d'après le Dr Stemmer, dentiste, qui imagine notre future nourriture comme liquide ou sous forme de pilules. Enfin, nous serons moins poilus et plus ridés, du fait [...] de la généralisation de la climatisation et du chauffage [...]. Certains éléments de notre physionomie tendraient à se réduire comme les intestins (pour échapper à l'obésité), les testicules (du fait du déclin de la fertilité masculine) ou encore les cerveaux (dont certaines fonctions, comme la mémoire, sont désormais prises en charge par des ordinateurs). »

D'autres fonctions s'hyperdévelopperont : « [...] des bras et des doigts [*The Sun* évoque ici l'usage d'écrans tactiles, comme l'iPhone, qui stimule les terminaisons nerveuses digitales.] Mais aussi des yeux : "La communication reposera sur les expressions faciales et les mouvements des yeux", estime ainsi un scientifique de l'université de Lancaster. »

Un point où je ne peux être d'accord avec eux : si nos jambes ne servent plus à rien, elles devraient disparaître aussi. Donc nous ne devrions pas continuer à grandir... !

Le rythme des besoins réels du corps

Revenons au réel de notre être de chair, dans notre siècle.

Il apparaît avec tout ce que nous avons développé qu'il convient de séparer deux notions différentes : besoins réels du corps d'une part, comportements dans la recherche de nourriture d'autre part.

Il n'est plus possible d'imaginer que notre corps aurait la sagesse archaïque de savoir ce dont il a besoin, qu'il serait capable de sélectionner les justes nutriments, dans l'exacte quantité nécessaire, et que l'équilibre alimentaire nous serait donné au berceau, ou dans les nouveaux cours sur l'équilibre alimentaire inculqués à l'école. Notre faim et notre satiété qui ne devraient être commandées que par la très complexe régulation hormonale et cérébrale sont perturbées par tous les changements récents, trop rapides.

La première des questions à poser est donc : de quoi notre corps a-t-il besoin ? Il s'agit de cibler les nécessités d'apport pour un fonctionnement optimal de l'organisme et de chacun des organes. Arbitrairement, je vous propose de sélectionner ces besoins en fonction de la fréquence avec laquelle ils se manifestent.

1. *Plusieurs fois par jour.* Il n'y a que deux éléments dont nous ne pouvons nous passer plus de quelques heures : l'eau et le plaisir.

L'eau pour trois raisons : elle est indispensable à la vie de chacune de nos cellules, l'élimination urinaire emporte toute une série de déchets hautement toxiques et les échanges d'eau avec l'extérieur maintiennent notre température d'homéothermes à 37 °C.

Le plaisir parce qu'il met en équilibre – via une cascade de réactions chimiques – la presque totalité des régulations hormonales, tant au niveau du corps qu'au niveau du cerveau. N'importe quel plaisir fera l'affaire, pas uniquement celui de manger, mais voyons, n'est-il pas le plus facile, le plus banal ?

2. Il nous faut *tous les jours*, avec une attente possible d'un ou deux jours supplémentaires, trouver un certain nombre de micronutriments nécessaires à la subtile alchimie des constructions et déconstructions cellulaires. Il s'agit là des vitamines, des oligoéléments, des enzymes, des minéraux de certains acides aminés… C'est dans une diversification maximale, en grignotant de tout, que l'apport est le meilleur.

3. À peu près au même intervalle, notre corps a besoin de matériaux de construction de très haute qualité : protéines apportant tous les acides aminés dits essentiels ; chaînes lipi-

diques polyinsaturées les plus longues et les plus souples possible pour fabriquer du tissu humain performant et résistant. Redisons-le, la diversité des sources animales et végétales est le seul moyen de garantir la complémentarité des produits consommés.

4. Nous pourrions manger rarement car, en dehors de ces produits de très haute qualité, notre organisme peut transformer à peu près n'importe quoi, et a tous les stocks nécessaires. Cela coûte plus ou moins d'énergie, entraîne diverses conséquences néfastes, mais toutes les transformations sont possibles. Le trop-plein, lui, sera toujours transformé en graisse.

5. Nous mangerons pourtant tous les jours car l'une des priorités de notre corps est de soigner amoureusement ses « réserves ». Il y tient pour de multiples raisons : nous rendre plus beaux ou plus belles donc plus attirants pour la reproduction de l'espèce (eh oui !), nous tenir au chaud, anticiper sur les disettes possibles, celles des saisons, et celles de nos régimes… Il en a aussi besoin comme poubelle pour stocker certains déchets ou polluants dont il ne sait pas quoi faire.

Toutes ces raisons de manger, tellement diverses, tellement sélectives et programmées dans le temps nous sont totalement inconscientes. Elles se résument dans un comportement banal, qui nous est commun à tous : avoir faim, manger, avoir encore faim, recommencer. Cela jour après jour tout au long de notre vie.

DEUXIÈME PARTIE

LA FAIM AU FIL DE LA VIE

Apprentissages et conditionnements

Nous allons analyser longuement dans les chapitres suivants les mécanismes de la faim et leur pilotage central. Trois chapitres sur l'apprentissage, le conditionnement et les choix alimentaires de la naissance à la mort. Puis trois chapitres plus techniques sur les circuits nerveux et hormonaux qui nous régissent.

Les lecteurs pourront naviguer entre les chapitres dans l'ordre qui leur convient. Certains préféreront lire la théorie physiologique en premier. Rendez-vous directement au chapitre 6. D'autres voudront retrouver d'abord les textes sur le petit enfant auxquels je les ai habitués. D'autres encore réserveront peut-être un peu de ces chapitres 3, 4 et 5 pour les moments de moindre attention, et liront les chapitres 6, 7 et 8 avec un crayon à la main.

Il est très artificiel de séparer les données, mais c'est indispensable pour la clarté de l'explication. À nos lecteurs le travail de remixer toutes ces données dans une vision globale et dynamique permanente.

3

Le nouveau-né

Bien à l'abri dans la cavité utérine, à la chaleur constante du liquide amniotique, nourri en perfusion continue par son cordon ombilical, le petit humain n'a jamais connu ni faim ni satiété et ne possède rigoureusement aucun équipement qui lui permettrait de juger de son niveau énergétique et des besoins nutritionnels qui en découlent. Pour entretenir la croissance extrêmement rapide de son corps et ses fonctions métaboliques, rien ne lui dit s'il a besoin de sucres, de protéines, de calories, de graisses, d'eau, ou de rien de tout cela.

Son comportement n'est dicté que par trois paramètres qui n'ont aucun lien avec l'équilibre énergétique : la capacité spontanée de se réveiller à intervalles rapprochés, un besoin total et irrépressible de réassurance, une appétence orale sans limites. D'où un comportement stéréotypé au moindre éveil : chercher le contact et chercher à manger.

La faim, ce manque absolu de la présence de l'autre[1]

Pour comprendre ce qui se va se jouer, tentons d'imaginer quel voyage initiatique vit ce tout petit nourrisson dans cet avant-après de la naissance.

Imaginons : il est au chaud tout nu, roulé en boule dans l'étroite cavité utérine. Il en sent les parois sur chaque centimètre de sa peau, pas de frottements, la température est constante. Dans cet univers, il fait nuit, il entend les bruits de la maison, les voix familières. D'abord celle de sa mère, voix transmise non seulement par le liquide amniotique mais aussi par les vibrations intérieures de tout le corps de la mère, donc une voix absolument prioritaire pour lui. Parmi le brouhaha des voix extérieures, il entend tout particulièrement les voix graves des hommes, repère celle qui résonne le plus fréquemment dans son environnement, celle qui apaise sa mère et lui donne du plaisir et de la sérénité. Ainsi à l'avance il peut reconnaître sa maison, son « chez-lui », son père et sa mère.

Dès les premières semaines après sa conception, sa bouche s'est ouverte et remplie du goût du liquide amniotique. Il possède tout l'équipement nécessaire pour repérer les odeurs. Les cellules sensorielles de son nez sont présentes et matures depuis la fin du troisième mois de gestation[2]. Recouverts de mucus, les récepteurs sont pleinement fonctionnels en milieu liquide. L'enfant fœtal va goûter son liquide amniotique, donc les saveurs qu'il véhicule. Il y a les nombreuses molécules entrant directement dans la composition du liquide : acide glycolique, à odeur de canne à sucre, acide lactique à odeur lactée. Il y a surtout les arômes de l'alimentation maternelle qui lui sont transmis. Il les mémorise, il les apprend. On a pu démontrer que les bébés juste après la naissance « reconnaissent » des odeurs d'aliments consommés par leur mère et tournent la tête avec intérêt si on les leur présente. Même les enfants prématurés de 26 semaines. Cette étude a été faite avec divers arômes : de l'anis, de l'ail, de la carotte. Il est donc certain que le cerveau fœtal enregistre des expériences olfactives et gustatives.

Pendant de longs mois, il expérimente la succion de ses doigts, de son pouce, plus rarement d'un bout de son cordon ombilical. La succion est une activité intense dans la vie intra-utérine. Beaucoup de bébés naissent avec un pouce déformé par la pression de la langue vers le palais, de véritables cals de succion sur un pouce ou le dessus d'un doigt.

Si l'on cherche donc à résumer son univers de sécurité, on le décrit en quelques mots : être étroitement tenu avec un mouvement de caresse ondulatoire le long de son dos, avoir chaud, entendre des voix connues, sucer sa langue ou son pouce, goûter et déglutir son liquide amniotique, être nourri en continu.

Imaginons encore : dans cet univers, jour après jour, l'enfant acquiert la capacité de se réveiller. D'abord de courts instants, puis de plus en plus souvent et pour plus longtemps au fur et à mesure de la maturation de son cerveau[3]. Au début, il s'agit essentiellement de ce que les neurophysiologistes appellent un éveil passif. C'est-à-dire un éveil peu performant, peu attentif, peu réactif. À l'approche du terme, apparaît l'éveil dit actif, celui de l'enfant qui cherche activement à repérer son environnement, de l'enfant qui peut volontairement agir et réagir. Il va en avoir besoin.

Si tout va bien, si le placenta fonctionnel apporte les nutriments et l'oxygène nécessaires, l'enfant ne peut ressentir aucun manque. Ses expériences sont exemptes de faim. Les mécanismes de contrôle alimentaire sont inactifs. Les apports continus par le cordon ombilical sont régulés par l'équilibre sanguin maternel. Donc une femme en bonne santé apporte minute après minute tout ce dont l'enfant a besoin pour vivre et se construire, avec une croissance optimale.

Le bébé naissant

De nombreuses études l'ont prouvé, pendant l'accouchement, si tout se passe bien, l'enfant dort. Il se réveille brutalement à l'arrivée à l'air, choqué par l'intensité de la lumière, les bruits inconnus, la sensation glaciale de l'air sur sa peau mouillée, la douleur des frottements du linge pour le sécher, et les intolérables odeurs de désinfectant et de parfums qui inondent la pièce. L'immense cri souvent entendu en salle de naissance n'est pas, comme on a longtemps voulu le croire, une réaction indispensable pour remplir les poumons d'air. C'est un cri de souffrance, un cri de réaction brutale à cette désagréable inondation sensorielle.

Le meilleur moyen pour rassurer l'enfant est de lui rendre son univers de sécurité : le poser lové en rond sur le ventre de sa mère, bien au chaud sous une couverture que l'on a pris soin de tiédir à la température de son corps. Il y retrouve la douce chaleur qu'il connaît bien, le bruit aimé de la circulation sanguine et de l'activité intestinale maternelle, les mains sur le dos qui le caressent, les voix de ceux qu'il a appris à reconnaître et désirer. Au début la lumière est trop vive, il doit fermer les yeux. Un peu sonné, il reste immobile, peu réactif. Il récupère. Selon les bébés ce temps d'apaisement sera très court (une à deux minutes) ou beaucoup plus long, jusqu'à près de deux heures. Depuis près de trente ans nous savons que le respect de ce temps de la naissance, sans déranger l'enfant pour l'habiller, le laver, le peser et tout autre soin non urgent, permet le déroulement optimal d'un programme inné tout à fait essentiel : la découverte de sa mère, de ses parents, et la recherche active de sa nourriture[4]. Les chercheurs en neurosciences et en biologie de l'allaitement parlent de ce contact prolongé, intime, en peau à peau avec le corps de la mère non seulement comme d'un moyen d'assurer la sécurité des besoins biologiques de base, mais aussi comme d'une « période sensible » (le meilleur moment) pour programmer des comportements ultérieurs.

Bien entendu, ce programme ne pourra se dérouler que pour un enfant à terme, et en bonne santé, n'ayant pas souffert des conditions de l'accouchement. Dans les autres cas, des soins immédiats parfois prolongés seront nécessaires. Il ne s'agit pas de les reporter ou de les refuser au nom d'une quelconque bonne nature. Nous le verrons tout au long de cet ouvrage, c'est la répétition des expériences qui crée le conditionnement cérébral. Lorsque l'enfant a besoin de soins, il doit les recevoir. L'apprentissage se déroulera un peu plus tard.

Dans les multiples cas où tout s'est déroulé normalement, il nous faut encore faire des progrès pour respecter ce que l'enfant devrait vivre. Trop d'enfants subissent des soins inutiles, une aspiration systématique, un habillage immédiat qui gêne leurs mouvements, une séparation de la mère sans raison médicalement justifiée. Nous pensons que la demande insistante des parents conscients de l'importance de ce qui se joue sera le plus fort levier pour faire évoluer les pratiques des équipes soignantes.

Un moment exceptionnel de découverte

Il s'agit pour le nouveau-né de mettre en œuvre le programme complexe que tout enfant en bonne santé pourrait réussir. Un programme archaïque inné qui lui permet tout autant de découvrir ses parents, de trouver leur regard, de chercher à les émouvoir, qu'à découvrir les moyens de se nourrir. Il le mettra en pratique six, dix, vingt fois par jour pendant des mois, jusqu'au moment où le cerveau conscient et volontaire prendra les commandes et où l'enfant pourra moduler ses demandes et son comportement dans la relation à celui ou à celle qui le nourrit.

Dans les deux premières heures après la naissance, le bébé bénéficie d'un avantage immense : celui de rester longtemps, parfois très longtemps, éveillé. Si l'on a créé pour lui l'univers de sécurité décrit plus haut, c'est en éveil calme, actif, qu'il passe parfois sa première heure, voire ses deux premières heures de vie. Dans les jours qui précédaient et dans ceux qui suivront, l'éveil calme ne représente que de brefs instants de son éveil. Pas plus de quelques minutes d'affilée. Or après l'accouchement, du fait de la compression de sa tête contre le col utérin sous la force des contractions, puis de la compression dans la filière génitale lors de sa descente vers l'extérieur, son corps a sécrété des doses gigantesques de catécholamines[5]. Plus jamais dans sa vie, même dans ses terreurs les plus intenses, il ne connaîtra une telle inondation hormonale.

Il en a dix à cent fois plus qu'un sportif en compétition extrême, que sa mère en plein effort de délivrance. Les catécholamines sont à la fois les hormones du stress, et celles de la puissance. Vous le savez, si vous avez brutalement très peur, vous avez chaud, et votre corps peut vous faire courir pendant un moment beaucoup plus vite que vous ne vous en croyiez

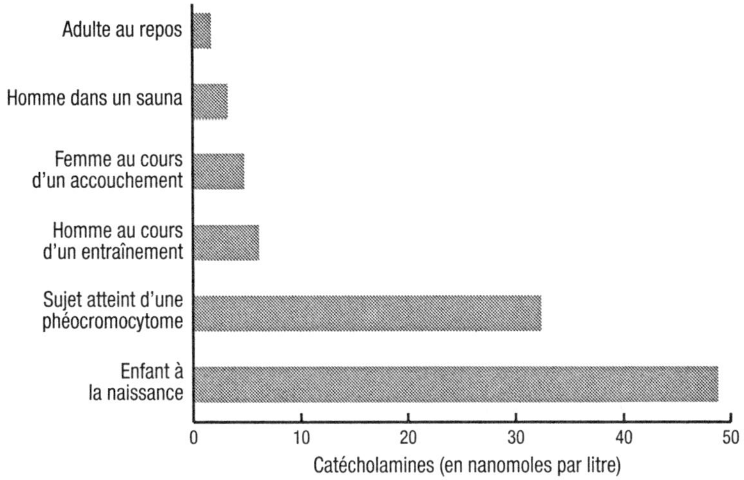

Hormones surréaliennes de la puissance
et de la réactivité par stress

D'après Hugo Langercrans. « Les hormones de la naissance ». *Pour la science*, 1989.

capable. Le sportif qui sait gérer son trac sait mettre toute sa puissance au service de la compétition.

Les catécholamines ont la propriété de rendre vigilant, d'empêcher le sommeil. Très utile en cas de risque pour réagir vite et bien. Ces mêmes hormones nous donnent, quand tout est calme, une puissance physique et intellectuelle prolongée et une efficacité accrue.

Ainsi, le bébé qui ne pleure pas, lové dans son univers de sécurité, pourra mettre sa puissance au service de son programme inné. Il sera beaucoup plus attentif, beaucoup plus vigilant, plus puissant physiquement, pour réaliser ce qu'il a à vivre. « Beaucoup plus » signifie que c'est un moment exceptionnel, unique. Il lui faudra de longues semaines pour retrouver une telle capacité d'éveil et de performance. Donc, chaque fois que c'est médicalement possible, profitons de ce moment !

Il s'agit de le laisser mettre en œuvre son préprogramme déjà cité : besoin de réassurance, connaissance du goût du liquide amniotique et du colostrum (qui en est très proche) et appétence orale.

La toute première programmation

Premier temps du programme, ouvrir les yeux

« La vie commence là où commence le regard[6]. » Les discours populaires ont longtemps voulu croire que le nouveau-né ne voit rien (probablement parce que son regard bleu marine est flou et se fixe peu souvent). En réalité, sa vision de loin est faible (il n'analyse pas le décor de la pièce) mais sa vision de près est nette. Il voit clairement à une trentaine de centimètres un contraste brillant clair et sombre. Ce qui répond à cette recherche, ce sont les yeux des personnes les plus proches de lui. Il va les découvrir, les regarder intensément. Ce regard du « naissant[7] », tellement intense, tellement passionné, ne peut laisser personne indifférent… Encore moins sa mère et son père !

Pendant de longues minutes ils vont se regarder amoureusement, se lécher du regard, se déguster des yeux, s'en mettre plein la vue, comme disent nos expressions populaires. Émus par ce regard, les parents machinalement le caressent, promènent leurs mains à plat sur son dos, recréant sans même y réfléchir le mouvement des contractions utérines qu'il aime tant. Dans l'ivresse confuse qui suit l'accouchement, celle des endorphines de la période d'expulsion, la mère est totalement happée, envahie par la séduction de ce regard. Les émotions de tous sont à leur maximum. C'est le moment de « tomber en amour ».

Ça sent bon chez vous !

Le premier contact ainsi créé, le nouveau-né va porter son attention sur les odeurs qui l'entourent. C'est une activité globale, qui intéresse toute la bouche et pas seulement son nez. Il ouvre les narines, entre et sort plusieurs fois sa langue. Il goûte sur ses mains la trace odorante de son liquide amniotique, il s'en délecte*. Il ressent au plus profond de lui-même qu'il est bien chez lui, que le goût est bien le même que celui qui a bercé ses longs mois dans l'utérus. À chaque instant il relève les yeux vers le regard de sa mère, retourne à l'exploration de ses doigts, regarde encore. Si rien ne le dérange, il prend tout son temps.

On y va ?

Au bout d'un moment, porté par les paroles de son entourage dont il écoute attentivement les voix, il semble motivé par une sensation encore plus puissante. Il soulève la tête, prend même parfois appui sur ses bras, pousse, pousse avec ses pieds pour tenter d'avancer. Ses catécholamines lui donnent une force exceptionnelle. Il n'est pas rare de voir un

* Pour respecter ce programme naturel, il est nécessaire de ne pas le laver, ni l'habiller, ce qui fausserait sa recherche. Ni surtout lui introduire une sonde dans la bouche et les narines. S'il respire librement, il n'a pas besoin d'être aspiré…

bébé arriver à se déplacer tout seul de plusieurs centimètres, remonter nettement sur le thorax de sa mère. En chemin, il continue à prendre des repères, à goûter du bout de la langue, de toutes ses lèvres déployées, tantôt ses mains, tantôt la peau de sa mère. Il teste, il compare, il ajoute des repères à sa bibliothèque de sensations.

Où va-t-il donc ? Il y a probablement trois réponses à cette question : il se rapproche des yeux qui le fascinent tant ; il se rapproche des bruits du cœur de sa mère, univers sonore de son habitacle utérin qui reposait sur l'aorte ; surtout il suit un chemin d'odeurs, un puissant signal sécrété par les aréoles maternelles pour le guider vers le sein. Aucun nouveau-né ne se trompe jamais de chemin. *Ils vont tous vers le haut, ils vont vers le cœur*, vers les yeux, vers la parole, donc vers *l'humain.*

Est-ce que ça se mange ?

Pour tous ceux qui sont autour de lui, c'est le signe qu'il est prêt à se nourrir. Si sa mère a décidé de l'allaiter, c'est le meilleur moment. Un peu d'aide pour le positionner face au sein, une main sur ses fesses et son dos (surtout ne pas coincer la tête) pour le maintenir en sécurité et le voilà au boulot.

Mais une personne bien élevée ne se précipite pas d'emblée sur le repas qui lui est proposé. D'abord avec ses lèvres, son nez, sa langue, il va goûter et goûter encore le téton proposé. Toujours très musculairement actif, il se recule, se rapproche, se recule encore du sein. Il le flaire, le goûte, teste encore. Pas question de prendre le risque d'une erreur de lieu.

Dans le même temps, il teste l'ouverture de sa bouche : un peu, un peu plus, très largement… Il s'agit de vérifier qu'il n'y a aucun risque d'invasion intempestive, qu'il peut s'« ouvrir ».

Quand il se sent prêt, qu'il a bien pris toutes les garanties et tous les repères, il se décide enfin. Il est très actif et prend le sein de lui-même. Il ouvre très grande la bouche, abaisse sa langue, colle étroitement ses lèvres tout autour du sein, enfourne une large part de l'aréole dans sa bouche et se met rythmiquement à téter. Geste puissant, très complexe, très actif, où la stimulation de la bouche et du pharynx est maximale. S'il est encore capable de rester éveillé longtemps, il peut téter un long moment. Souvent, la satisfaction d'avoir réussi son programme, l'apaisement profond provoqué par cette réussite, le bonheur d'avoir découvert tout à la fois ses parents et le plaisir de téter vont le faire basculer d'emblée dans un sommeil heureux.

Que c'est bon !

Cet apaisement est indépendant d'une « ration » prise. Le colostrum ne pèse presque rien dans l'estomac. Il ne fait pas de volume, quelques gouttes, au mieux quelques millilitres. Il peut n'être même pas avalé si la technique de tétée n'est pas encore au point. Peu importe. Le bébé s'endort du bonheur de tant de découvertes.

Si l'on résume en quelques mots ce qui vient de se vivre, dans cette première expérience alimentaire, on pourrait la décrire ainsi :

- Arrivée et repérage du « connu rassurant » ;
- création du premier lien visuel ;
- appétence buccale et olfactive ;
- participation *active* à la recherche ;
- tests de sécurité ;
- intense stimulation mécanique buccale ;
- puis apaisement profond.

J'ai trouvé !

Dans le déroulement de ce programme inné, il n'y a pas de faim, aucun signe de manque. La découverte première, au sens le plus fort du terme, est la satiété. Une satiété de plaisir, de rencontre et de convivialité.

Dans l'optique de respecter autant que possible les bases positives de la satiété nous pouvons suggérer quelques *règles de bonne conduite* pour un nouveau-né alimenté au biberon. Attendre qu'il soit calmement éveillé et apaisé, qu'il cherche le regard. Lui parler, se faire connaître, créer le lien. Lorsqu'il ouvre la bouche, sort sa langue, approcher la tétine de ses lèvres, la promener un peu pour stimuler les puissants récepteurs des lèvres. Faire pointer une goutte de lait à lécher, puis une autre. Enfin attendre qu'il positionne sa langue en avant et en bas pour introduire – le plus doucement qui soit – la tétine dans la bouche. Lorsqu'il sentira sa bouche pleine, l'appui de la tétine sur son palais postérieur, la mécanique réflexe se déclenchera.

Il est malheureusement trop facile de forcer un nouveau-né, de le faire téter en plein sommeil, de violenter sa bouche sans précautions. Dans les cas où une alimentation urgente est médicalement indispensable, cette intrusion exceptionnelle se justifie. Mais il nous faut garder en pensée qu'il s'agit bien d'une intrusion, d'une expérience alimentaire passive, très pauvre en relation humaine et en sensations olfactives et gustatives. Ne le nourrir au long cours que sur ce mode risquerait d'installer un système de « malsato ».

Bien sûr, introduire une tétine ou une sucette fait taire presque toujours un bébé qui pleure. Dommage, car les dérives possibles sont nombreuses. Nous en reparlerons.

Les expériences des jours suivants

À chaque éveil l'enfant est prêt au même comportement stéréotypé : chercher un regard humain, remplir sa bibliothèque de sensations, puis faire fonctionner sa bouche. Le programme instinctif est au point, l'enfant ne sait ni le représenter en pensée, ni surtout le moduler. Il ne connaît pas l'attente. Telle Antigone dans la pièce d'Anouilh, il lui faut « tout, tout de suite, et que ce soit parfait ou sinon, il... » explose ! Dès qu'il est réveillé, il sait faire une chose (et une seule), il veut l'appliquer. Mais à quelles expériences vont le conduire les conditions de son environnement ? Plusieurs scénarios sont possibles.

La satisfaction

Encore tout « shooté » de sommeil, il émerge, sent l'odeur de sa mère (ou d'un humain qui le porte), entend les bruits du cœur. Son corps est porté bien serré dans des bras chaleureux ou une écharpe qui le bercent. Il y fait chaud, il y fait doux. Tous les repères de sa bibliothèque de sensations sont au beau fixe. Même en éveil passif, peu performant, il lui sera facile, après quelques mouvements de langue et de lèvres pour se désengourdir, de trouver le sein ou la tétine qui sont à sa portée.

Ce scénario idéal n'est évidemment pas le plus fréquent. L'enfant peut se réveiller d'emblée en éveil actif, dynamique, pressé, prendre ses repères de façon beaucoup plus tonique, plus urgente aussi. Il s'agite, remue, manifeste que toute son énergie est centrée sur sa bouche. La bouche, ce lieu fondamental de sa communication avec l'extérieur, avec ceux qui s'occupent de lui, et avec les moyens de son existence. Si le repas est à sa portée, après quelques préliminaires de repérage il va se le mettre en bouche aisément et faire couler le lait.

Le temps d'apprendre

Tout n'est pas si facile. Un grand nombre de nouveau-nés peinent les premiers jours pour bien téter. Ils ont besoin d'un temps d'apprentissage… et leur mère aussi ! Temps de recherche et d'« accordailles » d'autant plus long que l'enfant est mal réveillé, qu'il n'a pu profiter de l'exceptionnel moment d'apprentissage précoce spontané, que sa mère ou un autre humain tarde à s'occuper de lui.

Il est fréquent de batailler *plusieurs jours* pour mettre au point une technique buccale, pour savoir correctement se positionner face à un sein, positionner sa langue, ouvrir assez grande sa bouche, prendre l'aréole en bouche assez largement pour que la pointe du mamelon atteigne la partie postérieure du palais (palais mou). La suite du programme est réflexe et se déroulera d'elle-même. Mais la partie active de prendre en bouche a besoin de s'entraîner.

L'adaptation mère-bébé de cette période est tout à fait remarquable puisque le lait, ce fameux premier colostrum, est un produit épais, visqueux, qui s'écoule lentement, pour éviter étouffement et fausse route. Malheureusement, devant la difficulté de cette prise en bouche, sentant l'angoisse de sa mère, les mains maladroites des soignants qui voudraient aider, le bébé peut se décourager, se mettre à pleurer. Pour lui, pleurer est une réaction forte qu'il n'a aucun moyen de contrôler puisque son cerveau supérieur n'est pas encore construit. Il est *dans l'émotion*, sa capacité naturelle d'agir en est profondément perturbée, ses sensations également. Il « perd les pédales », ne sait plus quoi faire, il serre les mâchoires dans un réflexe naturel de sécurité. Plus il pleure, moins il sait faire.

Conséquence pratique de cet enchaînement : il est essentiel de présenter le sein (ou la tétine) à un bébé nouveau-né *avant qu'il pleure*, avant qu'il s'agite. Apprendre calmement est positif. Se consoler en tétant est difficile et n'est pas la meilleure idée.

Les bébés au biberon aussi, ont, les tout premiers jours, leur temps d'apprentissage de succion. La tétine leur est mise en bouche sans qu'ils aient à se préoccuper de la saisir. Par contre, la coordination succion-déglutition peut poser problème. La succion est réflexe, le lait coule abondamment, mais la déglutition coordonnée à la respiration n'est pas encore au point. Les fausses routes ne sont pas rares, avec leur cortège de toux, de crises de cyanose (devenir tout bleu), pouvant aller jusqu'à nécessiter des manœuvres de réanimation.

Si l'on résume en quelques mots ce temps d'apprendre, les notions essentielles sont donc la rapidité d'intervention, la tranquillité des préliminaires, le respect d'une recherche même ardue et incoordonnée de l'enfant, éviter par tous les moyens qu'il ne se mette à pleurer. S'il pleure, tout mettre en œuvre pour l'apaiser avant qu'il puisse « avoir la bouche pleine ».

Notion essentielle : à aucun moment de cet apprentissage, il n'existe de faim. Ni faim énergétique car il n'y a pas de signal de manque, ni faim comportementale car il n'y a pas d'habitude. Il y a des moments d'éveil, un rythme d'éveil… et un programme inné de survie qui pousse *préventivement* à manger. Les seuls bébés risquant de n'être pas nourris suffisamment sont donc ceux qui ne se réveillent pas assez ou ceux qui ne découvrent pas comment se procurer le lait : par prématurité, souffrance neurologique, fatigue… Si l'équipe médicale suspecte une difficulté les premiers jours en maternité, elle conseillera de réveiller certains d'entre eux pour ne pas les laisser dormir en déficit nutritionnel.

L'expérience du vide et l'attaque de panique

Il existe malheureusement un tout autre scénario d'apprentissage, très banal pendant ce dernier siècle dans la culture occidentale où a dominé la puériculture d'horaires et d'intervalles imposés. Le principe était (est ?) de faire patienter le bébé, de le nourrir à heures fixes dans l'espoir qu'il se « règle » le plus vite possible.

Le bébé se réveille seul dans un berceau. Aucun de ses repères sensoriels n'est présent. Il est à plat, sur des draps à odeur de lessive, dans le silence ou des bruits inconnus. Au sens strict du terme, il ne sait plus où il est. Il se met à pleurer. Personne n'est là pour le rassurer. Il lui manque cette partie de lui qui peut le tenir, le nourrir. Ce quelqu'un « nourrisseur » dont il ne sait pas encore qu'il est quelqu'un d'autre. Au tout premier âge, le sein, le biberon et les personnes qui les présentent font partie de son propre corps, partie de son univers intérieur. Il ne peut envisager l'attente, puisqu'il ne connaît pas la différenciation. Comment pourrait-il se représenter une absence dont il n'a pas conscience ? Il ne peut que la *ressentir* très violemment. Il est très mal. Il est perdu.

Il pleure de plus en plus fort, sans aucun moyen de comprendre ce qui lui arrive, ni de savoir depuis combien de secondes ou minutes il s'est réveillé. Un nouveau-né n'a pas d'heure, il ne sait rien du temps qui passe. Dans son corps lorsqu'il pleure ainsi la violence est extrême : il bascule dans la terreur du vide, une détresse absolue. Ces mots ne sont pas trop forts*.

Les enregistrements et examens biologiques effectués lors de pleurs ont prouvé que ces pleurs s'accompagnent d'un état biologique grave, aussi sévère que celui d'un adulte au cours d'une attaque de panique : troubles de la respiration et impression d'étouffer, tachycardie intense et troubles du rythme, vasoconstriction et accès d'hypertension, troubles de la régulation thermique avec consommation énergétique qui monte en flèche, troubles de la régulation glycémique car le stress inhibe la capacité du foie à relarguer le glycogène. Toutes les régulations métaboliques sont dépassées. Si à ce moment-là on lui fait un dosage de sucre sanguin (le fameux dextro !) il sera obligatoirement bas puisque le sucre est consommé à toute vitesse et que le foie n'équilibre plus. *Il n'a pas faim cet enfant, dans une telle situation, il est « mort de peur »*. Toute la chaîne hormonale et métabolique de réaction au stress est mise en branle.

Le noyau paraventriculaire de l'hypothalamus sécrète du *CRF* (*corticoreleasing factor*) qui stimule la sécrétion d'adrénaline et de corticostérone par les surrénales pour que le corps puisse réagir à la situation. Il s'agit pour lui de réussir à alerter la mère ou son entourage pour que quelqu'un puisse s'occuper de lui[8].

---

* Lorsque plusieurs causes de peur se surajoutent – par exemple le bébé que l'on met nu pour une toilette se refroidit, se sent dans le vide, hurle –, la situation biologique peut être impressionnante. Certains bébés ayant souffert au moment de la naissance ou certains prématurés peuvent même faire d'authentiques défaillances cardiorespiratoires à glycémie basse, non comme cause, mais comme conséquence de leur stress… !

Cette réaction correspond à un phénomène général décrit chez les petits de nombreuses espèces de mammifères : un « cri de détresse à la séparation » (*SDC, separation distress call*) qui s'apaise dès que le contact physique avec la mère est rétabli. Le but évident du cri est d'alerter les adultes, de rétablir la proximité avec la mère, donc d'obtenir réassurance et alimentation.

Les chercheurs ont posé comme hypothèse que le cri des bébés nouveau-nés n'est lié à aucune expérience négative antérieure, mais pourrait être une *réaction instinctive à la séparation*, inscrite dans nos gènes. Les résultats de ces études les conduisent à postuler que le meilleur « habitat » pour le nouveau-né en bonne santé est le contact étroit avec le corps de sa mère.

Chez le bébé humain, on décrit un comportement de *SDC* qui évolue en s'aggravant progressivement pendant les deux premiers mois, puis se calme lentement au cours du troisième mois.

Au moment même de l'accès de panique il n'existe qu'une seule façon d'en sortir : l'intervention d'un adulte pour le rassurer et le nourrir. Mais l'état confusionnel, les émotions majeures faussent les réflexes naturels. La qualité de la succion s'en ressent. L'enfant coordonne mal son rythme, retrouve une succion archaïque, superficielle, trop rapide et désorganisée, celle que les pédiatres appellent succion non nutritive, qui était la succion « préparatoire » du bébé fœtal.

Si l'on reprend ces données dans l'optique de cet ouvrage, *ce que nous appelons faim du bébé est l'expérience du désespoir, le manque absolu de la présence de l'autre, un appel paniqué pour ne plus être séparé, pour se remplir la bouche de la présence de l'autre.*

En cela, la sucette peut lui faire croire (pour un temps) que l'autre « est là », le remplit. La stimulation mécanique de la bouche est forte. Leurre grossier pouvant à la longue créer une véritable dépendance…

La multiplication des expériences

Un nouveau-né à terme, en bonne santé, se réveille entre cinq et vingt fois par jour. À chaque éveil, il a quelques courtes minutes calmes, puis il bascule dans les pleurs et l'état que nous venons de décrire.

Cet épisode de panique peut se renouveler à chaque éveil, au moindre moment d'attente. Chaque fois le corps est envahi d'hormones du stress. Chaque fois les surrénales réagissent. Chaque fois le cerveau enregistre cette hypersécrétion et inscrit cette expérience sur les parois neuronales. Nous le détaillerons plus loin, mais il est d'ores et déjà essentiel de retenir que cette inscription modifiera la structure même du cerveau[9]. L'inondation régulière du cerveau par les catécholamines et le cortisol du stress provoque une augmentation anatomique du nombre de récepteurs à cortisol sur les neurones et l'augmentation du taux de médiateurs chimiques sur les jonctions synaptiques interneuronales. Cela augmente ainsi *à tout jamais* la sensibilité de la personne au stress et à l'angoisse. Les crises de panique multiples des premières semaines de vie créent les adultes angoissés de demain.

Plus les expériences des premiers jours sont difficiles et se renouvellent, moins l'enfant (même devenu adulte) aura de capacités à réguler de lui-même le temps d'attente. Il est facile de concevoir pourquoi la plupart des humains « dressés » à attendre, à n'être nourris qu'à des horaires imposés de l'extérieur ont installé une notion extrêmement angoissante du manque alimentaire. Ces expériences primitives, totalement oubliées (non pas oubliées, refoulées !) et donc inconscientes, marquent du sceau de l'angoisse ou de la terreur la moindre manifestation du corps qui « aurait envie de se nourrir ». D'où la confusion presque totale entre désir et besoin, à l'origine de troubles incontrôlables du comportement alimentaire.

Nous ne le redirons jamais assez, *un nouveau-né et un tout petit nourrisson se nourrissent de sécurité.* Dès qu'ils s'éveillent, la présence d'une personne chaleureuse et nourricière permet de satisfaire leur faim dans un contexte de sérénité, de découverte paisible. Oublions vite toutes les fausses données sur la nécessité de faire attendre « pour savoir s'il a vraiment faim », comme disaient les grands-mères. Oublions l'idée d'horaires irréguliers ou de tétées trop fréquentes.

À l'inverse, il serait absurde de culpabiliser au moindre pleur : s'il ne connaissait que la panique, ce serait préjudiciable. La diversité des expériences, même les expériences difficiles, et la réassurance rapide font partie de son nécessaire apprentissage. Un moment désagréable est fondateur s'il est vite compensé par un moment de bonne présence ou par d'autres expériences paisibles et satisfaisantes.

Le principe est simple : un tout-petit doit être nourri dès qu'il se réveille, chaque fois qu'il se réveille. Nourri de contact, nourri de regard, nourri de paroles, nourri de chaleur, nourri de bercements, et nourri de lait.

Quand les expériences primitives sont des expériences de sécurité, de satisfaction, l'appel devient celui d'un désir. Manger pour retrouver l'intense satisfaction du bien-être, de la nourriture et de la rencontre. Découvrir la satiété dans la découverte calme du plaisir.

Les surveillances médicales parfois nécessaires

Hypoglycémie des nouveau-nés : névrose et réalité

Notre société qui a tout oublié des rythmes profonds du corps et de la sécurité physiologique a basculé depuis quelques années dans une hantise totale : celle de l'hypoglycémie néonatale. Un certain nombre de dosages sanguins effectués dans les années 1950 ont pu laisser croire que tous les nouveau-nés, dans les deux premiers *jours* de vie, pouvaient se mettre en hypoglycémie, donc être en danger. L'imaginaire collectif de la famine et de la fragilité du tout-petit s'est emparé de ces données sans aucun recul, a institué cette peur en risque absolu, universel, nécessitant une surveillance systématique et des compléments alimentaires imposés à tous, sans aucune discrimination.

Qui se rappelle que cette peur a envahi les services de maternité juste au moment (dans le milieu des années 1970) où les premiers lecteurs de glycémie sur une goutte de sang, prévus pour la surveillance des diabétiques, apparaissaient sur le marché et avaient été astucieusement proposés aux pédiatres des maternités ? Les recherches scientifiques ont largement démontré depuis plus de vingt ans que ces tests ne sont pas assez fiables pour des nouveau-nés et doivent être contrôlés par des dosages sanguins. L'on sait qu'il y a de nombreuses *variations normales* du taux de sucre sanguin dans les quarante-huit premières heures de vie, avec remontée spontanée du taux sans intervention extérieure donc sans apports alimentaires. L'on sait aussi que donner des aliments sucrés inutiles fait chuter secondairement la glycémie, parfois de façon dangereuse. Il n'empêche : les soignants de maternité continuent de piquer et repiquer les bébés au talon et d'imposer les célébrissimes « biberons de complément », sans réaliser qu'ils ne font que colmater ainsi (et transmettre !) leur propre peur de la mort (la vie qui naît est une vie qui mourra...) et leur propre angoisse archaïque du vide sidéral de la faim-panique expérimentée dans leur propre enfance.

Il existe bien sûr d'authentiques hypoglycémies des premiers jours posant des problèmes médicaux complexes, en particulier pour les enfants nés avant terme ou avec un poids insuffisant pour leur âge gestationnel. Mais elles n'ont aucun lien avec ce que les parents et les soignants ont tendance à nommer manque alimentaire. Tentons d'y voir plus clair.

D'abord, elles n'ont aucun lien avec le rythme des éveils et des pleurs. Certains bébés se réveillent vingt fois par jour alors que leur équilibre énergétique est tout à fait satisfaisant. En aucun cas la surveillance énergétique d'un nouveau-né ne peut s'appuyer sur son comportement. Elle exige un diagnostic précis des causes du déficit possible et une surveillance biologique au moindre doute. L'hypoglycémie réelle ferait plutôt dormir, diminue les éveils spontanés. Redisons-le, c'est essentiel, un nouveau-né en hypoglycémie n'a pas « faim », crie peu. Le plus souvent, il dort. Lorsque les soignants de maternité auront appris à ne plus créer dans la tête des parents le lien simpliste entre rythme des pleurs et risque hypoglycémique, les problèmes de suralimentation et le risque d'obésité de la première enfance seront nettement améliorés...

La première cause d'hypoglycémie réelle pour un nouveau-né en pleine santé est le froid. Froid d'avoir été laissé trop longtemps nu sur une table pour des soins « d'habitude ». Froid provoqué par l'air frais qui rentre dans les poumons jusque-là emplis d'eau tiède à 37 °C, air qui ressort chauffé, donc au prix d'une perte de chaleur. Froid d'être posé dans un berceau froid dont le bébé devra réchauffer le matelas et les couvertures pour se mettre en équilibre thermique avec eux. Froid de la dysrégulation thermique provoquée par le stress d'être seul dans un environnement inconnu (on tremble de peur comme de froid, et souvent de peur quand on a froid, ou de froid quand on a peur !).

Il existe deux solutions simples et très efficaces pour éviter le refroidissement, donc éviter une hypoglycémie :

La première : laisser le bébé – s'il est en bonne santé, après un accouchement normal – pendant les deux premières heures nu mais couvert sur le corps de sa mère, vraiment peau contre peau. Donc reporter de plusieurs heures les soins non urgents : pesée, habillage, collyre dans les yeux... Pendant ces deux premières heures, il se produira une minime baisse glycémique et un léger refroidissement pendant la première demi-heure d'adaptation à l'air, mais le corps maternel va émettre de la chaleur et, comme un radiateur à conduction directe, faire remonter la température du bébé. Au bout de deux heures, les bébés posés nus sur leur mère ont une température et une glycémie supérieures à celles des bébés posés bien habillés dans un berceau et à ceux mis en « couveuse » sous prétexte de les réchauffer (même si ces derniers ont pu avaler un biberon !).

La deuxième : ne les mettre dans un berceau qu'un minimum de temps pendant les deux premiers jours. Les garder à proximité d'un corps humain dans les bras ou dans le lit de la mère pour continuer à bénéficier de ce « chauffage du pauvre » si efficace, celui du contact avec le corps de l'autre. Deux jours car c'est le temps nécessaire aux bébés nés à terme pour régler leur thermostat personnel et donc réguler eux-mêmes leur maintien à 37 °C.

Redisons-le : s'ils ont chaud, ils ne perdent pas d'énergie, donc peuvent dormir et espacer leurs prises alimentaires sans aucun risque. Un expert de l'OMS a dit il y a plusieurs décennies dans un éminent congrès que pour les nouveau-nés sains, à terme, il n'y a pas de risque hypoglycémique par carence d'apports, sauf s'ils ont eu froid.

Dans les difficultés d'adaptation, la deuxième situation pouvant conduire à une hypoglycémie est d'avoir à lutter, donc de consommer de l'énergie inutilement. Lutter pour obtenir de l'attention, lutter en pleurant pour faire venir l'autre, lutter pour se débattre contre une gêne respiratoire ou contre la peur de la solitude dans l'inconnu, sont des situations très consommatrices d'énergie. Au-delà de la consommation directe par les efforts musculaires de l'agitation, il y a la sidération momentanée des mécanismes de régulation par les hormones du stress. Le corps consomme trop, les mécanismes adaptatifs – parfaitement au point plus tard dans la vie – ne peuvent pas encore jouer leur rôle. Pour que les bébés n'aient pas anormalement besoin de nourriture, évitons les moments de lutte.

La courbe de poids de la première semaine

Il existe une grave déformation culturellement transmise à toute la société, confondre les besoins alimentaires, la faim, avec la lecture simpliste de la courbe de poids des bébés. Quand on annonce la naissance d'un bébé, les questions qui viennent sont toujours les mêmes, dans le même ordre : est-ce un garçon ou une fille, combien pèse-t-il, et enfin va-t-il bien ou non ? J'ai toujours été étonnée d'entendre une personne qui n'a pas quitté le chevet de la nouvelle accouchée demander le poids de l'enfant encore immobile sur le ventre de sa mère. Cette personne a bien vu qu'on ne l'a pas encore emmené vers une balance, mais veut savoir sans délai. D'où vient cette urgence ? Faisons une hypothèse : autrefois, le poids était le seul paramètre pour s'assurer que l'enfant était viable, ni malade ni trop prématuré. Que l'on pouvait donc annoncer son arrivée. Nous n'en sommes plus là, mais les habitudes demeurent : regardez le nombre de faire-parts de naissance qui donnent le poids du bébé…

Il est de rigueur dans les pratiques hospitalières de peser l'enfant chaque jour pendant le séjour en maternité, de dire qu'il « maigrit » quand la courbe descend, qu'il grossit si la courbe monte, qu'il « a faim » s'il pleure avec une courbe plate ou descendante, mais que « c'est un braillard » s'il pleure avec une courbe ascendante. Tout cela est faux, archifaux, mais indéracinable. Peser un bébé n'est pas peser une croissance corporelle. La croissance, en termes de multiplication cellulaire et de construction des tissus, continue imperturbablement après la naissance au même rythme que dans le dernier mois de gestation : 30 g par jour environ. Rien ne l'arrête, rien ne la freine. Si un bébé de deux jours a perdu depuis la veille 150 g, nous devons apprendre à lire qu'il a grossi de 30 g et perdu 180 g sous diverses formes : eau, méconium, urines…

Alors pourquoi pèse-t-on les bébés ? On les pèse pour mesurer un paramètre essentiel de l'adaptation du passage de l'eau utérine à l'air ambiant. Celui du pourcentage d'eau du corps. L'enfant sèche (comme une éponge sortie de l'eau) pendant une huitaine de jours, perte d'eau estimée en moyenne à 10 % du poids du corps, donc de 300 g environ pour un bébé de 3 kg. Certains bébés nés avec des œdèmes perdront sans risque beaucoup plus. D'autres naissent déjà déshydratés, ayant aussi évacué leur méconium et ne devraient plus perdre un gramme.

Sinon ils seront en danger pour des chiffres de descente minimes. Il s'agit là d'une surveillance *médicale* utile pendant les premiers jours. Il n'existe pas encore, hélas, d'appareil (une sorte de « corpo-hydromètre* ») pour mesurer exactement le pourcentage d'eau du corps. Il faudrait un appareil spécialisé pour le nouveau-né, où la mesure serait indépendante du taux de graisses. En attendant son invention, nous devons nous contenter de l'approximation très grossière donnée par le pèse-bébé.

Tant que ce type d'appareil ne remplacera pas les balances des maternités, la confusion continuera : on regardera un poids, on parlera d'amaigrissement, ce que les parents non avertis traduiront comme une perte de substance corporelle, donc un risque vital lié au manque alimentaire. Cette « fausse faim » sera source d'émotions parentales inutiles mais définitives. Définitives car les émotions et expériences des premiers jours après la naissance s'inscrivent au fer rouge dans le psychisme des mères bouleversées par les remaniements de cette période particulièrement vulnérable qu'est l'après-naissance. Tout est mémorisé, tout est majoré. Ne se souvient-on pas, trente ans après, de phrases prononcées ou de détails survenus juste après une naissance ? N'apprend-on pas à dater une vie à partir des naissances : c'était trois ans après la naissance de Jules, six mois avant celle de Charlotte. Les périodes de naissance sont des périodes de mémoire indélébile, puisque des périodes d'émotions. Conséquence logique : les liens entre pleurs-faim-amaigrissement-risque-hypoglycémie

* Un tel appareil aurait aussi une immense utilité pour tous les obsédés des régimes qui mesurent névrotiquement chaque matin les variations de leur poids sur la balance, sans savoir qu'ils ne pèsent le plus souvent que des différences d'eau, d'urines ou de selles !

s'impriment à tout jamais, alors même qu'ils n'existent pas ou sur une très courte période...

Gardons en tête l'élément essentiel : le comportement d'un nouveau-né ou sa courbe ne nous disent rien de ses apports alimentaires. Ne nous disent rien de ses vrais besoins. Il n'y aura aucune démarcation dans la recherche de sécurité entre la faim et le besoin du corps bienveillant d'un adulte, qui le nourrit d'abord et avant tout de sa présence, tout en lui donnant du lait. Mais qui le nourrit aussi de ses propres émotions. Il y a déjà bien assez d'angoisses, de peurs irrationnelles qui rôdent au-dessus des berceaux, inutile d'y adjoindre nos peurs archaïques ancestrales de la faim, pieusement transmises de génération en génération depuis la nuit des temps !

Nous ne le redirons jamais assez : *un nouveau-né ne sait rien de la faim, ne meurt pas de faim. Il veut juste savoir que là où il est arrivé, quelqu'un le nourrira de tendresse, de présence, de chaleur et de lait.*

Les dysrégulations néonatales de la prise alimentaire

Contrairement à ce que l'on a longtemps cru, certaines conditions de la naissance et des premières alimentations ont un retentissement à très long terme sur le réglage pondéral, donc les comportements de faim. Des études scientifiques récentes nous interpellent car elles semblent démontrer des différences statistiques importantes entre les enfants nés par césarienne et ceux nés par voie basse d'une part, les enfants ayant bénéficié du colostrum de leur mère comme premier apport plutôt que d'un lait artificiel, et les enfants allaités ou non d'autre part.

Les chiffres publiés sont très éloquents : deux fois plus d'enfants obèses à 3 ans (15,7 %) pour les enfants nés par césarienne que pour ceux nés par voie naturelle (7,5 %) dans une étude américaine[10] ; risque indirect d'obésité des enfants nés par césarienne par la moindre réussite des allaitements au sein[11] ; risque d'obésité à l'âge adulte multiplié par 1,5 chez les individus nés par césarienne dans une étude brésilienne[12]. Plusieurs autres publications citent la césarienne comme facteur de risques d'obésité.

Ces résultats, a priori surprenants, sont à rapprocher de plusieurs études sur la première colonisation de la flore intestinale du bébé. Au moment de son passage dans les voies vaginales, l'enfant se contamine[13] et remplit son intestin d'une flore bactérienne, identique à celle de sa mère, composée essentiellement de bifidobactéries et de bacilles acidolactiques. Ces bactéries s'installent, prennent toute la place et seront indélogeables ultérieurement. Dans les naissances où l'environnement bactériologique n'est pas perturbé, cette flore favorise un équilibre immunitaire au point de départ de la muqueuse intestinale (par régulation de la balance immunitaire Th1/Th2), donc crée un équilibre optimal entre le risque allergique d'un côté, le risque de maladies auto-immunes de l'autre. En mots simples : un organisme qui ne se défendrait pas assez et laisserait entrer des antigènes étrangers (allergie) ou qui se défendrait trop en créant des anticorps contre lui-même (auto-immunité). Rappelons que cet équilibre installé dans la première semaine de vie est définitif, ne pourra plus être modifié.

Or le diabète de type 2 et l'hypothyroïdie auto-immune à l'âge adulte (corrélés avec une prise de poids excessive par dysrégulation des mécanismes de stockage énergétique*) sont dans nos sociétés depuis deux ou trois décennies une véritable épidémie, tout comme celle des allergies dès l'enfance. Les recherches scientifiques sont assez avancées pour nous inciter à la plus grande prudence.

Pour que la flore transmise par la mère à l'enfant soit la meilleure possible, il faudrait en théorie[14] éviter toute antibiothérapie maternelle dans les dernières semaines de la grossesse et pendant l'accouchement, puis chez l'enfant pendant les toutes premières semaines, favoriser la naissance par voie basse et le contact précoce continu du bébé avec sa mère (pour éviter tous les germes étrangers des soignants et des visiteurs), ne rien donner d'autre que le colostrum maternel pendant les premiers jours, et si possible maintenir l'allaitement maternel exclusif pendant de longs mois.

Toutes les naissances ne pourront pas répondre à ces critères. Il y aura toujours des indications médicales graves, des infections à traiter, des césariennes indispensables, des mères qui ne veulent pas allaiter. Mais *favoriser les autres éléments quand l'un vient à manquer devrait être une priorité de santé publique*. Il est presque toujours possible de promouvoir le contact cutané précoce sinon avec la mère du moins avec un membre très proche de la famille (père, grand-mère…) partageant le même microbiote, parce que le même environnement. On ne le répétera jamais assez : la sécurité immunologique du nouveau-né, c'est sa famille, pas les soignants de maternité. Et le colostrum de la mère est irremplaçable. *Un seul biberon précoce de lait artificiel* peut compromettre à tout jamais la flore intestinale. Il sera donc réservé, comme le dit très bien

* Voir chapitre 6, p. 274.

l'OMS, aux indications médicales authentiques, aux cas où la mère ne peut absolument pas nourrir son enfant. Même les femmes qui ne désirent pas allaiter pourraient donner le sein une ou deux fois à la naissance pour favoriser cet équilibre. En comprenant les enjeux, cela ne devrait pas être impossible.

Tout ne se joue pas les premiers jours, il faut des années. L'apprentissage de la faim et de la prise alimentaire est un élément majeur de la rencontre parents-enfants pendant toute l'enfance et l'adolescence. Le conditionnement alimentaire et les nécessaires apprentissages impliquent des étapes, des périodes d'acquisition qui se chevauchent, se télescopent, se croisent, rendant aléatoire toute « datation ». Nous le ferons pourtant dans les chapitres qui suivent pour la clarté de l'explication.

4

De l'instinct au libre choix

> « Construire l'envie de quelque chose dont on a besoin, c'est faire un travail de bonheur humain. Le besoin est une chose impérieuse et obscure qui définit la dépendance de l'homme à l'homme. L'identifier et en avoir envie, c'est se définir comme un homme. Le secret de la culture est là, le secret de la cuisine, le secret de la bonté. »
>
> Paul Fournel, *Besoin de vélo.*

Comment passer d'une activité pulsionnelle instinctive à chaque éveil à un comportement alimentaire complexe, partiellement actif et conscient ? Comment coordonner les trois composantes de ce comportement : *apport de nutriments, recherche hédonique et apprentissage du modèle culturel familial* ? Trois dimensions étroitement intriquées, en relation constante avec ce que proposent (ou imposent) les adultes concernés. Le but des premières années est évident : l'acquisition de prises alimentaires spontanées perçues comme utiles, suffisantes, bonnes. En un mot, satisfaisantes. Il y a un double chemin dans cette période : pour l'enfant l'acquisition progressive d'une autonomie alimentaire sur les bases de ses besoins et de ses désirs ; pour les adultes une guidance de qualité et de quantité nutritionnelles qui laissera place au bon moment à l'émergence de cette autonomie.

Première étape : bébé de lait

La confusion

Comme nous venons de le voir, le nouveau-né arrive à terme équipé d'un programme réflexe limité. Il sait orienter sa recherche vers une tétine ou un sein. Il peut téter endormi, passivement, si la tétine est introduite dans sa bouche. Il n'a rien à enregistrer ni à mémoriser de la technique pour se nourrir ; tout est dans le programme inné. À condition que ce programme ne soit pas perturbé par nos habitudes culturelles autour du nourrissage (faire attendre, laisser pleurer, changer de tétine, multiplier les expériences différentes : sein ou tétine…).

La sensation de faim dans cette période est celle d'un manque diffus. Parce que l'enfant ne sait pas qui il est, parce qu'il ne sait pas qui est l'autre qui le nourrit. Tout se confond dans un malaise indifférencié. Confusion du soi pour le nouveau-né (je suis l'autre et moi réunis), confusion des signaux (se réveiller, pleurer et être nourri), confusion des besoins (j'ai peur de la solitude mais téter et sentir du lait couler en moi m'apaise), confusion des messages émotionnels (de quoi avez-vous peur ? moi c'est de votre absence), confusion des regards (j'ai peur des nouveautés de mon univers, vous dites coliques, tube digestif), confusion des réassurances (vous lisez le volume de lait des compléments ou la courbe de poids mais pas ma satisfaction dans vos bras)…

Le premier conditionnement : apaisement et sécurité

Dans les premières semaines de vie, l'enfant imprime, au sens strict du terme, dans ses cellules cérébrales un élément majeur : *être porté et sentir du lait chaud sucré couler dans la bouche apporte satisfaction et apaisement.* Sinon, viennent le malaise puis, très vite, l'accès de panique. Le climat émotionnel pluriquotidien des moments d'éveil, donc d'alimentation va *s'écrire* directement dans le cerveau, au niveau des transmissions synaptiques et des récepteurs neuronaux. Il enregistre des sensations brutes (position du corps, chaleur, goût dans la bouche) et le climat émotionnel (stress, détente, tristesse) qui colore la bulle dans laquelle se déroulent ces moments d'éveil. Il cherche à éviter le malaise ou l'accès de panique pour intégrer le plus vite possible une alternance excitation-apaisement, la certitude que l'assouvissement de ses besoins fondamentaux est assuré, que tout malaise se résout en satisfaction. Le très jeune nourrisson ne sait rien des raisons de son apaisement et croit que cet autre est un « moi » apaisant.

En réalité l'apaisement n'est que très peu dû au lait. Le scénario qui se joue au cours d'une tétée est un *échange en miroir, à partir des interactions cérébrales profondes entre le bébé et sa mère*[1]. La mère imagine l'apaisement de l'enfant, le ressent dans son corps et le transmet à travers des modifications du tonus ou de tonalité du regard, ou d'un moment de silence béat. Les mères qui allaitent au sein ont une hormone, l'ocytocine, qui se répand dans leur cerveau pendant la tétée provoquant relâchement, bien-être, détente. Il est facile, même en dehors des tétées, de calmer et d'endormir un bébé en le posant sur soi, puis en créant en soi un temps de repos avec respiration lente et calme, apaisement des pensées. Le bébé suit ce mouvement et s'endort. Communication non verbale mais intense que le corps de l'enfant va reproduire, dans son désir infini d'être en lien.

Il ne faudrait surtout pas en déduire un « bon » comportement des mères en train d'alimenter leur bébé, comportement fait de disponibilité totale, de dévouement volontariste, de rationalisation de ce qu'elles « doivent » transmettre. Le regarder dans les yeux, compter les déglutitions ou entrer en « zénitude » n'apporterait rien, ni à l'un ni à l'autre. Il convient juste d'être en phase, en tranquillité émotionnelle avec ce qui se vit. Regarder la télé ou jouer avec son smartphone pendant une tétée est tout aussi acceptable que de rêver ou s'endormir… À condition toutefois de rester ouverte au ressenti de l'enfant et de ralentir les émotions qui montent. Ce n'est pas le moment de voir un film d'horreur, de s'exciter avec un jeu électronique ou de rompre par SMS avec son petit copain.

Il n'est pas possible de chiffrer en jours ou semaines la durée de ces premiers moments. La personnalité de l'enfant et celle des parents, les messages émotionnels qu'ils se tricotent entre eux auront un retentissement plus ou moins durable, dans le sens d'un apaisement rapide pour certains, dans la persistance d'un malaise intense pour d'autres. Tous ces aspects psychologiques sont maintenant bien connus et je ne voudrais pas m'appesantir dessus. Retenons juste que le très jeune bébé a besoin de découvrir le plus vite possible, le plus intensément possible, que « quelqu'un » ou peut-être même simplement « la vie » le comble et le remplit, le comble en le remplissant, le rassure en le comblant, lui donne une sécurité qui va s'inscrire en lui anatomiquement autant que psychiquement. Une sécurité qui le marque pour toute son existence.

L'apprentissage de l'attente : l'ébauche du soi

Après plusieurs expériences positives, tout doucement, l'enfant va élargir sa bibliothèque de sensations. Regarder son décor habituel, gazouiller un peu, sourire et détendre son visage, tester les tout premiers moyens de communication avec son entourage. Ces quelques minutes d'attente représentent quelque chose d'absolument fondamental : la mère, le sein, le biberon, ne sont plus une partie de lui, toujours disponible. Il ressent qu'ils ne sont pas en lui. Il commence à les attendre, à les chercher, à se demander où ils sont, à patienter. Il découvre qu'en s'approchant certains apportent une « odeur de lait » (sein ou biberon !) et vont le nourrir tandis que d'autres le portent dans les bras ou sur l'épaule sans l'alimenter. Il enregistre les voix, les odeurs corporelles, en lien avec un nourrissage ou non. Ainsi se crée un espace entre lui et le monde, entre lui et les autres. Dans cet espace, lentement, peut se construire la conscience de soi.

À partir de ces sensations, il modulera ses pleurs. Le cri primitif indifférencié de détresse à chaque éveil solitaire peut laisser place à des appels variés selon ce qu'il ressent de lui-même : l'envie d'être bercé, l'envie d'être changé, l'envie de voir apparaître sa mère dans son champ de regard, l'envie d'entendre sa voix, l'envie d'être promené, l'envie de sucer et l'envie d'être nourri.

Pour passer de la période de réassurance à celle de l'attente possible, tout se joue dans l'interaction entre le bébé et ses parents. Dans la sécurité qu'il reçoit et dans les messages émotionnels qu'il perçoit. Sans doute aussi dans sa personnalité propre. Il existe des bébés calmes dès les premiers jours. D'autres, sans que l'on puisse déterminer pourquoi, manifestent des malaises intenses et prolongés et se désorganisent. Dure épreuve pour l'entourage.

Il n'existe pas une belle histoire, agréable et facile, que nous pourrions raconter et que les parents prendraient comme modèle. La vie est quelque chose qui s'invente chaque jour, avec des hauts et des bas. Il y aura les journées toutes simples dans le bonheur d'être parents. Il y aura les journées de désespoir devant un bébé qui pleure, que l'on ne sait plus quand et comment nourrir. Les jours où l'on voudrait n'avoir jamais eu de bébé… Tous les parents traversent ces moments de doute intense sur leur capacité à aimer et à assurer les besoins de cet enfant. Tous les parents auraient besoin par moments du soutien de leur environnement leur permettant de prendre du recul. Les tribus familiales remplissaient parfaitement ce rôle. Tout le groupe social se sentait responsable de l'enfant avec des rôles parfaitement définis à l'avance dans le fonctionnement du réseau.

Au fur et à mesure que l'enfant prend conscience de l'autre, il prend conscience de lui-même. Il pourra percevoir les sensations internes, les émotions qui le traversent. Il pourra les manifester. Jusque-là, il fonctionnait en tout ou rien, en bien-être absolu ou en malaise total, en détresse ou en satisfaction. Les différentes mimiques émotionnelles des humains étaient visibles sur son visage essentiellement quand il dormait (c'est même là l'une des caractéristiques fondamentales du sommeil de rêve des tout-petits). Maintenant, pleinement réveillé, il va sourire, un vrai sourire de communication, les yeux dans les yeux avec la personne qui est en face de lui. Peu à peu il saura montrer sa colère si on le fait trop attendre, sa tristesse s'il ressent quelque chose de négatif autour de lui, sa joie lorsque ceux qu'il aime passent dans son regard, son dégoût devant une odeur qui lui déplaît, la peur dans certains mouvements vertigineux ou dans un moment d'inconfort intérieur, de coliques par exemple. Tous les ressentis de lui-même venant de l'intérieur de lui ou provoqués par son environnement auront ainsi lentement leur moyen d'expression.

De plus en plus actif

Dès les premières semaines, le nourrisson va prendre part à son nourrissage. Pétrir le sein ou mettre les mains sur le biberon, comme pour jouer avec l'écoulement du lait ; réclamer sans pleurer l'intervention de l'adulte, par des mimiques évocatrices ; faire du charme en tétant pour s'assurer les bonnes grâces de cet adulte tout-puissant, le séduire jour après jour pour qu'il ait souvent envie de recommencer ; imiter ses mimiques et ses postures de détente ; tourner la tête à l'approche de la tétine ; refuser une tétine ou le sein ; jouer avec le sein ou la tétine après un moment de succion efficace ; expérimenter les suites du jeu, prendre, rejeter, reprendre ; accepter un adulte mais pas un autre ; téter parfois en trois minutes et parfois en prenant tout son temps… Les moments de tétée sont des moments en relation. Il est dans l'imitation de gestes qui lui plaisent, dans la répétition agréable de jeux avec la mère, dans la recherche spontanée (neurones miroirs, toujours) de ce qui augmente la cohésion entre eux.

Dès cette période il est déjà capable de choix. Choix limité mais réel. Refuser une sucette pour demander une tétine pleine de lait, refuser une tétine pleine de lait pour avoir le sein, en sont des exemples quotidiens.

La préférence sein-tétine

Plusieurs études se sont penchées sur les refus du sein par certains bébés après quelques essais de biberon. Ce que l'on appelle couramment la « confusion sein-tétine ». Difficile de penser qu'ils refusent le goût du lait maternel ou la proximité du corps à corps, bien que certains psychanalystes se soient hasardés à de telles considérations (projetant peut-être leurs propres fantasmes). Difficile d'imaginer que le morceau de silicone ou de caoutchouc ait un goût séduisant. Il reste l'hypothèse d'une préférence de stimulation buccale. Au sein, pour extraire le lait, la langue s'abaisse (pour faire un vide intrabuccal) et avance pour revenir en ondulant sous le sein pris largement en bouche. Les lèvres font une ventouse d'étanchéité tout autour de l'aréole. Au biberon, il convient d'aspirer (donc participation respiratoire), d'appuyer entre la gencive en haut et la langue en bas pour ouvrir les trous. La tétine flotte dans la bouche, les lèvres se crispent pour la retenir. L'extrémité frotte la face postérieure du palais, là où le mamelon serait venu se blottir de tout son long. Bref, les différences de sensations sont sûrement très importantes. Or nous aimons les sensations fortes dans la bouche, les stimulations majeures. Les tout-petits aussi. Peut-être sont-ils déjà capables d'exprimer une préférence, de manifester, en réclamant un biberon, leur recherche d'une hyperstimulation qui leur a bien plu.

Quels signaux du corps pour déclencher la faim ?

Il est légitime de se demander ce que peut ressentir ce nourrisson de quelques semaines. Que peut-on penser de la faim organique, celle du corps et de ses signaux ? Que peut-on penser de sa satiété ? Si l'on reprend les diverses définitions du chapitre 1, il est évident que toutes les constructions automatiques ou culturelles sont encore absentes. Pas d'heure, pas de volume, aucune connaissance de ses besoins… Il n'a donc que l'éveil et ses émotions pour se manifester.

Le corps parle-t-il ? Envoie-t-il des signaux hormonaux ou nerveux spécifiques ? La vérité est que nous n'en savons absolument rien. Les recherches scientifiques récentes sur les hormones de la faim et de la satiété ont toutes été faites chez des adultes et sur des modèles animaux. Jamais sur des enfants, ni des nourrissons. Nous ignorons à quel âge la variation d'insuline ou la ghréline* déclenchent l'inconfort qui nous pousse – nous adultes – à manger ; nous ignorons à quel moment la prise alimentaire sera régulée par la leptine du tissu graisseux. Nous savons juste que les bébés ne salivent pas. Pour la plupart des sécrétions hormonales du corps, la production modulée par l'heure ne commence qu'après plusieurs mois de vie. Il y a fort à parier que les cycles hormonaux de faim n'apparaissent eux aussi que tardivement, au bout de plusieurs mois. Tentons d'argumenter cette position.

Les premiers mois de vie sont des moments d'intense inconfort digestif : ballonnements, gargouillements, gaz, selles acides, régurgitations fréquentes, vomissements, épisodes de constipation relative, tout un énorme brassage gastro-intestinal, lié à l'immaturité du tube digestif et à la charge de lactose dans le lait, brassage que le langage courant baptise coliques. Nous passons de longues semaines – trois à quatre mois – à calmer cet inconfort : massage sur le ventre,

* La ghréline est la seule hormone circulante connue à ouvrir l'appétit. Voir p. 231.

bercements, chaleur, les mettre à plat ventre sur notre épaule ou nos genoux, les promener en les berçant, tous ces petits gestes transmis de mère à fille, de parents à parents, depuis la nuit des temps. Comment imaginer que dans un tel chahut gastro-intestinal, les signaux spécifiques de la faim aient une chance de s'individualiser assez pour que l'enfant en ait une quelconque intuition ?

L'autre argument me vient des horaires. Pourquoi donc tous les bébés auraient-ils faim le soir (les fameux pleurs du soir), tous à la même heure, qu'ils soient au sein ou au biberon ? Tous pleurent, même ceux qui ont bien tété. Il est clair que ce malaise ne peut être alimentaire. Il est probablement l'ébauche d'un rythme, commun à tous les nourrissons après leur entrée dans la lumière du jour.

Un troisième argument vient de l'efficacité apaisante de la sucette. S'il est possible de leurrer l'enfant en lui mettant un bout de caoutchouc ou de silicone dans la bouche sans le moindre apport alimentaire, n'est-il pas envisageable qu'il ne s'en contente que dans un désir indifférencié où la faim n'a pas sa place ?

Même si ce n'est qu'une hypothèse, il semble logique que les signaux hormonaux de la faim soient directement corrélés aux autres grands cycles hormonaux (chronobiologiques) qui régissent l'organisation de l'éveil-sommeil/jour-nuit. Les hormones de la faim et de la satiété n'apparaîtraient qu'après plusieurs mois, pour n'être efficaces qu'au milieu de la première année, donc avec les débuts de la diversification des repas.

Le conditionnement précoce serait d'abord sensoriel : petit à petit un bébé se calme, dès qu'on le prend dans les bras, dès qu'il sent la chaleur d'un corps, lorsqu'il entend la voix ou aperçoit son « nourrisseur », lorsqu'un sein se dénude ou qu'un biberon s'approche. Il se conditionne à attendre le bonheur du lait qui va suivre, dans la mémoire précoce d'un enchaînement auquel il a appris à faire confiance.

De la satiété des nourrissons

Nous avons donc posé l'hypothèse qu'on ne devrait pas parler de faim dans les premiers mois de vie. Mais qu'en est-il de la satiété, non celle de l'apaisement au sens relationnel du terme, mais au sens gastrique ou hormonal ?

Il existe, évidente, une *satiété physique liée à un fort remplissage gastrique**. Donner un biberon de complément à un bébé qui pleure encore après une tétée le calme et le fait dormir. Magique, pense-t-on. Et surtout « vous voyez, il avait encore faim ». Malgré cette interprétation simpliste, rien ne dit qu'il avait besoin de plus de nourriture. Il avait peut-être assez mangé (en termes nutritionnels stricts = apport calorique) mais pas trouvé d'apaisement.

Le trop-plein gastrique crée un arrêt automatique de prise alimentaire. Ce trop-plein a d'ailleurs peu de conséquences car les jeunes nourrissons régulent le volume pris en régurgitant aussi souvent que nécessaire. Régulation parfaitement adaptée à l'alimentation liquide, à la faible acidité gastrique et à l'absence de cardia**. Régurgiter n'est pas un problème

* Sensation que nous cherchons sans doute à retrouver dans les trop gros repas, les accès de compulsion alimentaire et certains accès de boulimie.

** Clapet fermant l'abouchement de l'œsophage vers l'estomac qui ne s'installe qu'après plusieurs mois, avec la position debout.
Accessoirement un problème de lessive, maintenant que les bavoirs ont disparu du trousseau des nourrissons, dit le Pr D. Turck.

médical, tout juste une adaptation temporaire au mode d'alimentation non régulée des premiers mois.

Pour les bébés au sein, il existe aussi une régulation progressive de la *satiété par la composition évolutive du lait.* Depuis des décennies, on savait que le lait de fin de tétée est plus riche en graisses, ce qui a deux actions : une, immédiate, de freiner l'appétit ; une plus étalée dans le temps : les graisses apportent une charge énergétique plus importante, donc permettent d'espacer les prises alimentaires. Conséquence pratique : pour déclencher la satiété, mieux vaut une bonne tétée longue que plusieurs incomplètes qui n'apporteraient qu'un lait riche en protéines et en sucres, mais pauvre en graisses.

Connaissance plus récente, mais fondamentale : les bébés au sein bénéficient pour se rassasier d'un apport sélectif précieux. Dans le lait maternel coulent des hormones spécifiques évoluant au cours de la tétée, à des taux différents entre le lait de début et le lait de fin de tétée : cholécystokinine pour favoriser l'apaisement et l'endormissement ; leptine, ghréline, toujours plus abondantes dans le lait de fin de tétée[2], parallèlement au taux de triglycérides et de cholestérol total. À la fin du deuxième mois, moment de vitesse de croissance rapide, ces taux sont élevés. Ils le sont moins au cinquième mois de vie, période où la prise pondérale et la vitesse de croissance ralentissent. Période où apparaissent peut-être chez l'enfant les premières sécrétions gastriques de ces hormones. Une étude américaine encore plus récente[3] montre pour la première fois un lien entre les concentrations d'insuline, glucose, IL-6, TNF-α et leptine dans le lait de mère avec la composition du corps du bébé : taux de graisses et masse maigre. Cela suggère l'idée d'un important rôle bioactif progressif du lait maternel dans l'acquisition d'un self-control alimentaire des bébés allaités et la régulation au long cours de la masse pondérale. Nous découvrons sans cesse de nouveaux constituants bioactifs du lait humain qui permettent de pallier l'immaturité immunologique, hormonale ou enzymatique du nourrisson.

La présence de ces hormones dans le lait, leur évolution au cours des premiers mois, sont des arguments forts dans le sens d'un équilibre fourni temporairement par le corps de la mère, en attendant que le corps du nourrisson les fabrique lui-même. Les recherches dans les années à venir sur ces points nous apporteront sans nul doute des informations passionnantes.

Laits en poudre et déviations métaboliques

Les laits pour nourrissons ont fait en quelques décennies des progrès gigantesques pour rapprocher leur formule de celle du lait humain. Moins de protéines, moins de graisses saturées, ajout de produits « essentiels », ajout de vitamines, diminution du sel… Les conséquences de ces bricolages chimiques ne sont pas toujours prévisibles. D'autres commencent à peine à nous interroger. Quelques exemples.

Les caséines du lait de vache sont de très grosses molécules indigestes, provoquant de nombreux troubles digestifs douloureux, qui dans la confusion des tout-petits et des parents seront appelés… faim. Pour diminuer ces troubles digestifs, l'idée a germé de diminuer très largement cette fraction de caséines et de les remplacer par des protéines du lactosérum, plus petites et, croyait-on, plus faciles à digérer. Pas de chance, dans ces petites protéines se trouvait la molécule la plus allergisante du lait de vache dont on a multiplié la teneur. Résultats : multiplication des cas d'allergies, inflammation chronique du tube digestif. Ces laits rassasient mal. Ou avec de trop grosses quantités. L'orientation vers les mécanismes de stockage graisseux commence.

Les graisses de mammifères terrestres (crème, beurre, lard…) sont ingérables pour les tout-petits. Ils n'ont pas les enzymes pour les fractionner et les absorber (alors qu'il y a de la lipoprotéine lipase dans le lait féminin pour digérer les graisses). Pour pallier ce problème, les chercheurs ont supprimé une part des graisses animales et les ont remplacées par des graisses végétales. Pour des raisons de coût, de stabilité des molécules et de facilité d'utilisation, ils ont choisi l'huile de palme. Celle-ci, beaucoup trop saturée, est inutilisable par le bébé. Résultat : l'enfant a faim et les graisses de palme sont envoyees à la décharge sous-cutanée.

Nous avons vu que le lait humain, produit vivant, contient les hormones de faim et de satiété, avec une évolution au cours du temps. Régulation que bien évidemment ne peuvent imiter les laits artificiels, monotones, cuits et recuits. Il manque un facteur de satiété. Cela modifie-t-il la régulation hormonale dans le circuit tube digestif-cerveau ? Probable. Et pour combien de temps ? Là personne ne saurait dire si c'est transitoire ou pour toute la vie.

Les laits artificiels, même les plus modernes très transformés, contiennent beaucoup plus de protéines que le lait de femme : entre 15 et 22 g par litre (le lait humain en a entre 8 et 10). C'est une différence considérable. Un tel taux de protéines est excessif pour la construction des tissus, mais on ne peut le diminuer car d'une part il manquerait la quantité nécessaire de certains acides aminés, d'autre part la satiété serait trop difficile à obtenir. Où va l'excédent ? Dans deux déviations métaboliques précoces : augmentation de la vitesse de croissance (les bébés au biberon sont plus gros et plus grands que ceux au sein), et transformation des protéines excédentaires en graisses.

Pour tenter de diminuer le risque allergique, ou pour les bébés malades, ont été créés des laits où les protéines sont dégradées en acides aminés simples. Les molécules sont fracturées par des procédés thermiques (chaleur + froid). L'inconvénient est le goût abominable de ces laits, que la plupart des bébés vont refuser car ils n'y trouvent que peu de plaisir. S'ils les acceptent, la satiété sera de piètre qualité.

Redisons-le : le lait de vache contient des facteurs de croissance, des hormones prévues pour la croissance pondérale très rapide du petit veau (250 kg en deux ans !). On y ajoute des probiotiques*. Que peuvent en faire les petits humains, si ce n'est grandir et grossir trop ?

Dernier exemple, il est tenté depuis une trentaine d'années de rajouter dans les laits pour nourrissons les éléments nutritionnels présents dans le lait de mère mais pas dans le lait de vache. D'abord quelques acides aminés essentiels (laits enrichis en taurine) puis des acides gras polyinsaturés à chaînes longues (laits enrichis en DHA**), puis certaines vitamines, du fer... Le problème est que l'on ne connaît guère le devenir de ces molécules une fois arrivées dans l'intestin. Peuvent-elles être digérées alors qu'il manque le ou les transporteurs ? Mystère.

Au dire d'un expert de l'OMS, nourrir les petits d'une espèce avec le lait d'une autre espèce très différente (l'espèce humaine avec du lait de vache), et ce, dans la majorité des populations de la planète, est « la plus grande expérience biologique incontrôlée jamais tentée ». Nul ne peut prédire ce que cela changera dans les tissus du corps humain et dans leur fonctionnement au bout de quelques siècles.

---

* Voir p. 88.

** La DHA est le plus long et le plus insaturé des acides gras entrant dans la composition du corps humain.

Cet aperçu de quelques questionnements sur l'utilisation du lait d'une autre espèce pour les petits humains nous amène à comprendre les différences de fonctionnement des bébés selon leur nourrissage.

Les bébés nourris au sein ont une satiété rapide et efficace. Le volume de lait pris est *en moyenne* de 850 g par jour (avec de grandes variations d'un bébé à l'autre : de 600 à 1 200 g/j). Une caractéristique : le volume de lait ingéré n'augmente plus après la fin du premier mois : 850 g par jour à 1 mois, même chiffre à 6 mois. On explique cela par l'excellent développement de la muqueuse intestinale, donc une meilleure absorption du lait. L'enfant en ingère peu, l'utilise pour la construction de ses tissus et quelques stocks mobilisables aux moments de plus grande consommation, en particulier la marche.

À l'inverse, les bébés au biberon augmentent leur ration tout au long de la première année, avalant bien au-delà des besoins métaboliques de leur croissance, cherchant la satiété. Ils mettent en place des mécanismes de stockage nettement plus importants avec des graisses inutilisables définitivement fixées.

Résultat final : *les bébés au sein, dodus vers 3 mois, ne sont jamais en surpoids après 1 an, avec un métabolisme puissant d'utilisation directe. Les bébés au biberon ont une courbe de poids plus régulière mais sont souvent trop gros à partir de 1 à 2 ans car les mécanismes de stockage sont très actifs...*

Les tétées de nuit

Un problème quotidiennement posé par les parents est celui des tétées de nuit : jusqu'à quand doit-on accepter ? quand peut-on commencer à dire non ? Un bébé qui pleure la nuit a-t-il vraiment faim ? A-t-il besoin de nous ? À quel âge ce besoin confus éveil-appel-faim peut-il être modifié ? Là encore, nous n'avons comme guide que des signes qui ne veulent rien dire (les pleurs), nos angoisses face à ces pleurs et des conseils de puériculture qui changent en quelques années. Nous avons vu en cinquante ans le passage d'un extrême à l'autre, du bébé de 2 mois qui pleure seul la moitié de la nuit, à celui de 4 ans qui n'a jamais dormi seul et exige comme un dû la présence de sa mère pour chacun de ses sommeils, désorganisant par là toute la vie familiale.

Les parents voudraient croire qu'il y a *une* bonne façon de faire, que la réponse pourra leur être donnée de l'extérieur. Les demandes de consultation et de conseils nous en donnent la preuve tous les jours. La grande difficulté est de ne pas transformer les modes culturelles de puériculture en règles de vie. Ce n'est pas en contrant brutalement les mentalités d'une société qu'il est possible de les faire évoluer positivement.

Manger la nuit, jusqu'à quand ? Il ne s'agit pas de ration, mais de découverte d'un rythme et d'une satiété. Tentons de donner une réponse cohérente qui tient compte de ce que nous avons compris des rythmes biologiques profonds.

Avant 4 à 6 mois, tant que la chronobiologie jour-nuit n'est pas construite, que les sécrétions hormonales ne sont pas dictées par l'alternance lumière-obscurité, l'enfant ne pourra pas se conditionner à un horaire ou à une habitude, puisqu'il n'a pas la base biologique sur laquelle s'inscrit cette habitude. *Lui refuser de la nourriture ne lui apprendra pas l'heure mais l'insécurité...* La seule réponse logique est donc d'attendre l'installation de cette base biologique[4], entre 5 et 8 mois.

Deuxième étape : cuillère et purées

Six mois d'alimentation lactée exclusive seraient l'idéal pour tous les bébés, dit l'OMS. Puis vient le début de la diversification, de la découverte de nouveaux aliments et de nouvelles manières de les consommer. Toute une éducation mutuelle pour l'enfant et ses parents, mais aussi un apprentissage profond (conditionnement), l'établissement de nouveaux repères dans les circuits profonds de la faim et de la satiété.

Le bonheur de découvrir

La cuillère, lors des premiers repas semi-liquides, introduit une première distanciation entre l'enfant et son nourrisseur. Manger à la cuillère, c'est chercher un rythme à deux (lent, rapide, avec pauses…), c'est la possibilité de tourner la tête et de serrer les mâchoires pour refuser, celle d'ouvrir grande la bouche pour accélérer le mouvement. C'est la possibilité de jouer enfin avec la nourriture proposée, d'en demander plus quand le plaisir gustatif est grand, d'en refuser les jours où le goût ne plaît pas, ou si la fatigue et la mauvaise humeur découragent toute recherche de satisfaction.

Là encore, le fonctionnement en miroir est la base de l'apprentissage. Personne ne nous l'a jamais appris, mais nous l'avons tous reproduit de façon probablement peu consciente, résurgence d'un neuro-souvenir engrangé dans notre première enfance. Avez-vous remarqué l'intense mimique du visage d'une personne en train de donner un repas à la cuillère à un nourrisson et qui ne se sait pas observée ? À chaque bouchée elle ouvre la bouche, fait briller ses yeux, émet des petits bruits agréables, tire la langue, fait mine de déglutir, pousse des soupirs d'aise, s'arrondit sur sa chaise. Le bébé associe cette gestuelle avec le goût et la texture des aliments proposés. Il se met en résonance émotionnelle. Le repas, moment intensément partagé de cette manière, l'introduit profondément dans les modalités d'ingestion et de satisfaction de son réseau humain.

Savez-vous que si l'adulte fait la tête avant de commencer à nourrir, s'il paraît tendu ou en colère, l'enfant le repère immédiatement et peut refuser de manger ?

Le va-et-vient entre l'assiette et la bouche est vite fascinant, l'assiette avec son contenu coloré également. L'enfant veut participer, plonge ses mains dans la purée, s'en tartine sur la figure, découvre les premiers « psitt » pour postillonner partout.

Moment idéal pour découvrir que la nourriture n'est pas « sacrée » mais est avant tout source de jeux, de plaisir. Ce qu'elle est pour nous adultes, n'est-ce pas ?

Il va découvrir le plaisir de porter lui-même des aliments à la bouche, de les découvrir comme il découvre les jouets ou les objets de son environnement. Or on sait que, dès les premiers jours de vie, un bébé « connaît et reconnaît » ce qu'il a pu toucher avec sa bouche et sucer. Si on lui présente deux jouets, un qu'il a sucé et un nouveau, il choisit le connu, celui qu'il a expérimenté avec ses lèvres et sa bouche même s'il n'a pas pu le voir. Pour l'aliment aussi, il y a une reconnaissance buccale précoce.

Bientôt l'enfant va réclamer de tenir la cuillère, tenter de mettre quelque chose dedans, la porter renversée à sa bouche, la vider à côté, la remplir d'une main tout en enfournant avec l'autre une bouchée saisie à pleines mains… La coordination main-cuillère-bouche est trop complexe pour être apprise en un temps. L'imitation ne suffit pas. Il lui faudra essayer et essayer encore, pendant des années, jusque vers 3 ans environ, avant d'être capable de manger seul, efficacement et assez proprement. Le problème de notre société devant cet apprentissage est justement celui de demander trop tôt à l'enfant de fonctionner comme un grand, à la table du repas familial et sans tout salir. D'où repas dirigés et apprentissage ludique réduit. Dommage !

Le droit de jouer avec les aliments, le droit de se salir, le droit de les porter en bouche à pleines mains, font partie du plaisir de manger, du plaisir progressif de l'autonomie alimentaire. L'éducation à la propreté et à la bonne gestion du « matériel » pour se nourrir ne devrait pas être imposée avant plusieurs années.

Quant aux règles purement comportementales : se tenir droit, ne pas parler la bouche pleine, ne pas parler à table, finir son assiette, ne pas avoir droit au dessert si l'on n'a pas fini le plat précédent, tout cela n'a plus rien à voir avec ce que je tente d'expliquer ici. Nous ne sommes plus dans le registre de la faim et de la satiété. Nous sommes dans des choix éducatifs qui devraient être tardifs, modulés par le milieu social et la place donnée à l'enfant dans la constellation familiale. Attendons encore.

Élargir la palette sensorielle

Nous l'avons vu, les organes sensoriels du goût sont prêts très tôt pendant la vie intra-utérine, dès la fin du quatrième mois. Les bébés ont goûté leur liquide amniotique, imprégné des différentes saveurs de l'alimentation de la mère. Après la naissance, le bébé perçoit le goût du lait. En effet, la plupart des papilles sensorielles du goût se trouvent dans la partie postérieure de la bouche, sur l'arrière de la langue et sur l'arrière du palais. Le lait surgi du bout de la tétine ou du bout du mamelon imprègne donc largement cette partie postérieure de la bouche. Le bébé aime le sucré, rejette l'amer, n'apprécie guère le salé.

La sensorialité fine de la langue discrimine des saveurs complexes vers la fin de la première année, peu après l'apparition de la déglutition adulte (celle des aliments solides ou semi-solides), partiellement sous contrôle de la volonté. En même temps que les premiers mouvements de gencives et de maxillaires pour mordre et mastiquer. Il faudra plus d'un an pour que la mastication, donc la possibilité d'ingérer des aliments solides, soit mature.

À partir de 6 mois, l'enfant diversifie son alimentation, multiplie les goûts et les textures. Déjà très conscient de lui-même et des émotions agréables apportées par les repas, il va pouvoir commencer consciemment à en jouer. Il est aussi capable de profiter longuement des caractéristiques odorantes de ces aliments grâce à ce que l'on appelle la rétro-olfaction*. En mastiquant l'enfant ouvre la bouche, aspire de l'air, fait remonter les odeurs émises en bouche par l'aliment jusqu'aux cellules sensorielles de son nez. Il profite ainsi largement des odeurs et des saveurs qu'il goûte.

C'est le moment des premières préférences, et le moment des premiers dégoûts. L'appétence naturelle pour le sucré n'est pas remise en cause, mais certains enfants vont très vite

* Rétro-olfaction : technique de dégustation surtout connue des œnologues, consistant, une fois l'aliment dans la bouche, à l'aérer en inspirant de l'air lèvres serrées, afin de percevoir les arômes par voie rétro-nasale.

manifester un plaisir évident à goûter le camembert, le saucisson, ou tout autre aliment du clan familial.

Dans notre société où l'éducation des odeurs est trop souvent réduite à la découverte des désinfectants ménagers et des produits de cosmétologie, la rétro-olfaction lui permettra enfin d'affiner ses préférences olfactives.

J'ai vu un jour une jeune mère passer sous le nez de son jeune bébé une tranche de saucisson, un morceau de fromage odorant, une sauce de salade aux herbes, un échantillon de steak juste sorti de la poêle. À chaque perception, l'enfant remuait bras et jambes, ouvrait la bouche, et paraissait extrêmement motivé par les odeurs. Avec un grand sourire joyeux, sa maman lui disait : « Tu vois comme ce sera chouette dès que tu seras grand. » Lorsqu'il commençait à s'agiter, elle le mettait au sein.

Si l'on réfléchit que les bébés passent presque toute la première année avec une alimentation monotone, répétitive, peu stimulante sur le plan sensoriel, l'apprentissage précoce des odeurs de l'alimentation familiale est probablement une excellente idée. Ils seront, on peut le présager, plus aptes à reconnaître les goûts et les odeurs de leurs premiers aliments « de grands ». À s'intégrer en douceur dans la nourriture de leur clan.

Dans un deuxième temps, avec le début de la diversification, il va tester d'autres comportements possibles : accepter ou refuser la cuillère, déguster les compotes sucrées mais rejeter les légumes salés (ou l'inverse), vouloir être plus assis ou toujours lové dans les bras, renoncer brutalement au sein (ce qui fait souvent pleurer sa mère), ou à la tétine pour choisir des aliments « de grand », accepter les purées veloutées et recracher furieusement le moindre grumeau.

Bien entendu, l'enfant est encore dans cette période totalement dépendant de l'adulte ou des adultes nourrisseurs. Le lait ou les premiers aliments lui sont apportés sur place. Il ne choisit que dans l'éventail de ce qui lui est proposé. Il se conditionne à la découverte progressive des couleurs, des goûts et des saveurs, donc à *élargir sa palette sensorielle* de préférences.

Après les mémorisations de goûts de la période prénatale, les bébés ont des parcours variables. Les enfants allaités découvrent, via le lait, des arômes et des goûts multiples. Ils mémorisent les odeurs et les goûts de leur environnement, ils se préparent à consommer et à aimer ce qu'aime et consomme la mère. Les bébés au biberon ne découvriront cette variété qu'avec l'introduction des nouveaux aliments, après plusieurs mois de monotonie. Dès que possible, vers 6 mois, il convient de présenter des aliments variés, attirants, différenciés en goûts et en textures.

Le goût naturel universel pour les aliments gras et sucrés, à la consistance crémeuse existe pour tous. Rappelons-nous qu'ils étaient la base des aliments rapidement énergétiques, donc sélectionnés comme les meilleurs. Les légumes aux goûts forts et variés n'ont longtemps été que des aliments de second plan. Dans l'enfance, en dehors de fibres et de minéraux, leur principal intérêt n'est pas diététique mais éducatif : ne pas laisser s'installer trop de monotonie, trop de rejets, ouvrir les portes de la gastronomie. Une cuillerée pour savoir que cela existe suffit. Par exemple, inutile de chercher à faire avaler un plat d'endives avant de nombreuses années. Aucun enfant (ou presque) ne les aime. Mais un jour, parce qu'il les a senties et goûtées, parce qu'il a vu régulièrement son entourage en manger, il se mettra à les apprécier.

Des études ont montré que les enfants sont assez ouverts aux découvertes alimentaires jusque vers 18 mois. Ils acceptent de goûter, de manger la plupart des plats qu'on leur présente. Ensuite, ils sont beaucoup plus sélectifs et refusent tout produit non connu. C'est donc *entre 6 et 18 mois, période ouverte aux expériences*, qu'il serait utile de multiplier les découvertes, la variété des légumes, des fruits, des viandes, en insistant sur la variété des préparations et des présentations. Pour ouvrir le désir, donc l'appétit.

Plus il en expérimente librement, plus il peut tester, refuser, tester encore, et plus il en acceptera. L'aliment nouveau est souvent refusé de premier abord, mais accepté au bout de quelques essais. C'est le moment de lui faire découvrir le plus largement possible l'alimentation de son milieu culturel ; il peut le découvrir et l'accepter, même si ce n'est pas en un temps, qu'il lui faut tester plusieurs fois.

Ainsi, en quelques années, l'enfant saura très exactement quelles substances sont des aliments et celles qui n'en sont pas, comment on les mange dans son groupe familial (la salade d'abord, le dessert en dernier…), comment on les associe, quand et comment se déroule le repas. Il saura celles qui lui donnent le plus de plaisir, celles qui rassasient vite et celles qui le laissent « sur sa faim ». Il saura ce qu'il peut obtenir en dehors des repas officiels…

L'apparition des rythmes alimentaires

Lorsque l'enfant a construit une bonne base *sécurisée* de relation avec les adultes qui s'occupent de lui, qu'il a découvert le jeu, l'attente, la montée du désir, le plaisir de répondre, le plaisir d'être nourri, peut venir le temps d'organiser les jours et les nuits. Dès 3 ou 4 mois, tous les enfants auraient des réserves pour rester sans manger huit à douze heures, surtout s'ils dorment, période de faible consommation énergétique. Ils seraient aussi capables de se procurer leur ration en quatre ou cinq prises. *Le passage à réussir n'est en réalité qu'une répartition différente des horaires*, en regroupant les repas le jour, et en les supprimant (progressivement ou brutalement) la nuit. Il a été démontré que les nourrissons rattrapent immédiatement dans la journée suivante ce qu'ils n'ont pas pris la nuit. L'arrêt des repas nocturnes ne s'accompagne d'aucun ralentissement de la courbe pondérale. Mais si cette modification horaire était exigée trop tôt, elle ne pourrait s'inscrire comme habitude régulière. Pour cela, il faut déjà une chronobiologie installée. Entre 6 et 10 mois est vraisemblablement le meilleur moment.

La plupart des messages viennent de l'intérieur de son corps. Avec la maturation de son cerveau percevant le rythme de la lumière du jour et de la nuit, les sécrétions hormonales vont s'organiser sur 24 heures. Ce qui rythme la journée, c'est à la fois la lumière extérieure puis l'heure intérieure des sécrétions hormonales. Sur ce rythme profond qui l'habite, il va découvrir des moments de longues plages de sommeil la nuit, des longs moments d'éveil et de présence aux autres dans la journée, avec des moments plus chauds, plus actifs, des moments pour être réveillé ; avec des moments de refroidissement, de somnolence pour se laisser aller. Dans le même temps, les bébés pourront installer leur sommeil nocturne « de grands ». Ce sont les mêmes messages de sécrétions hormonales rythmées par la lumière extérieure qui vont agir sur sa capacité à dormir beaucoup plus la nuit que le jour, et petit à petit sans manger la nuit.

Les parents vont imprimer les rythmes sociaux qui sont les leurs : l'heure de la promenade, l'heure de la toilette, l'heure des repas, l'heure des jeux et celle des câlins. Les moments de repas à horaires réguliers sont plus faciles à obtenir lorsque, dans le même temps, sont réglés (de façon momentanément un peu rigide) les autres horaires de la journée. Pour les bébés dont les parents travaillent et qui sont gardés en collectivité, les horaires sont une évidence, liés aux heures de disponibilité des parents ou à l'organisation de la crèche. Pour les bébés qui restent avec leur mère, il sera utile de rythmer momentanément les journées, avec des activités régulières à la même heure, jusqu'à ce que les repas s'organisent.

Certains bébés vont réguler leur sommeil dès l'âge de 3 ou 4 mois. Ce n'est pas le cas le plus fréquent. Quand ce n'est pas automatique, les parents pourront commencer à rythmer les *journées* autour de 4 à 6 mois, les nuits autour de 6 à 7 mois. Si l'on suit la maturation et la construction cérébrale, il n'est pas très judicieux d'attendre au-delà de 9 ou 10 mois. *Les rythmes sociaux sont plus facilement acquis lorsqu'ils suivent de près l'acquisition des rythmes profonds du corps.* Si l'enfant prend l'habitude au-delà de 9-10 mois de vivre à contre-rythme de ses sécrétions hormonales et donc de ses périodes normales d'éveil et d'activité, il lui sera plus difficile ensuite d'apprendre à vivre sur le bon rythme.

Après de longues semaines régulières, tous ces rythmes s'harmonisent, s'enregistrent, se conditionnent pour ne plus nécessiter d'attention particulière. Le bébé vivra au fond de lui des variations – hormonales, énergétiques – qui lui seront perceptibles. C'est le corps qui enverra les signaux de ses nouvelles habitudes.

En résumé de ce que nous venons de dire, *les rythmes alimentaires ne sont que l'un des rythmes sociaux proposés à l'enfant pour vivre en paix avec son environnement.* Avec la lumière, avec l'activité des journées, avec les nécessaires moments de détente et de sommeil, puis avec les heures de repas de son milieu familial, les signaux de faim deviendront habitudes.

Volume et horaires des repas

À aucun moment il n'est question de moduler les heures de repas, les moments d'appel sur une notion de manque, de faim. Pas plus que sur l'idée de rations caloriques ou protido-lipidiques ingérées. Le cerveau choisit et inscrit comme norme des besoins alimentaires la prise « moyenne » des jours et semaines précédents. Le conditionnement qui se crée n'est qu'un conditionnement d'habitudes. Si l'enfant mange habituellement trop, ses appels s'inscriront dans ce « trop », au grand détriment de sa courbe de poids. Plus rarement l'enfant mange très peu, et son corps devra équilibrer sa croissance, et son équilibre nutritionnel sur ces bases, au détriment d'autres fonctions qui ralentiront leur métabolisme.

Le corps apprend à adapter les prises aux dépenses énergétiques. D'un repas à l'autre, l'alternance d'appétence et de refus est en elle-même une recherche, mille fois testée, de la quantité d'aliments nécessaire et suffisante pour se sentir bien. Nous le verrons, le corps adapte spontanément les quantités ingérées à ses besoins. Ceux-ci peuvent passer d'un jour à l'autre du simple au double en fonction de l'activité physique, du froid, du temps de sommeil, de la densité calorique de l'aliment… Une étude a montré que si l'on dilue de moitié le lait donné à un petit nourrisson, en trois à quatre jours l'enfant double la ration prise, ce qui le ramène exactement à la charge calorique qu'il prenait avant la dilution. Il est clair qu'en alimentation libre, le corps sait rapidement adapter ses prises à ce dont il a besoin. Raison plus que suffisante pour ne pas imposer un volume de ration (chaque jour identique !) décidé par le parent nourrisseur ou par le manuel de puériculture. Les chiffres, quand ils existent, devraient toujours être utilisés avec le plus extrême recul.

Avec la marche, les sorties en plein air, les dépenses vont augmenter brutalement par rapport à celles de l'enfant immobile. Mais, dans le même temps, la vitesse de croissance du corps ralentit beaucoup. De 3 à 10 kg en moyenne pendant la première année, de 10 à 13 en moyenne pendant la deuxième année. Tout cela fait partie des régulations spontanées.

Quand l'adulte se trompe

Les jeunes enfants ne se nourrissent pas tout seuls, ils sont nourris… Les erreurs sont fréquentes et sources d'un conditionnement biaisé. L'insatisfaction inconsciente (du bébé ou de sa mère !) peut induire des comportements anarchiques, parfois même la perte de tout repère intérieur sur le besoin et la satisfaction.

Première erreur. Souvent les rations imposées sont trop importantes et l'enfant est sommé de finir son assiette. Il se conditionne à un *volume moyen excessif.* Il enregistre inconsciemment que tel volume dans le biberon, dans l'assiette ou dans le ressenti de l'estomac lui est nécessaire alors qu'une ration moindre aurait suffi largement pour une croissance normale.

Autre erreur : en le nourrissant à la cuillère on force sa bouche et sa langue, l'habituant à des pressions mécaniques excessives qui impriment dans son cerveau une sensation puissante ; sensation dont il aura du mal à trouver un substitut pour se sentir rassasié quand il mangera seul. Il se conditionne à des *ressentis dans sa bouche.* S'il a l'habitude d'être forcé, violenté, il risque, pour se sentir nourri, de redemander des sensations fortes tout au long de sa vie.

Autre erreur classique : fournir à un bambin de plus de 6 mois d'énormes rations de lait la nuit et l'amener en consultation en se plaignant qu'il « ne mange rien », parce que les rations diurnes qu'il accepte sont minuscules.

Autre erreur, un peu plus tard : on lui interdit totalement tel ou tel aliment désirable, au risque de créer une frustration telle que l'enfant se précipitera, sans limites, sur l'aliment dès qu'il sera disponible !

Encore une erreur : imposer à l'enfant de manger « proprement », de ne pas se salir, de ne rien renverser sur sa serviette ou sur le carrelage, ne jamais postillonner sa purée ou la gorgée de jus d'orange. Avant 3 ans, l'enfant est dans une disposition ludique prioritaire. En notre temps, souffler en faisant vibrer les lèvres et pulvériser les aliments nous a tous enchantés. Dans la hiérarchie des apprentissages, ne mélangeons pas tout. Avant de ne plus salir ses couches, il convient de pouvoir marcher, courir, s'accroupir. La commande neurologique des sphincters ne vient qu'après. Avant de manger proprement, d'abord apprendre à manger. Il est nécessaire d'avoir découvert toutes les dimensions de l'aliment, et les façons d'en jouer : dominer la technique de la cuillère, ébaucher celle de la fourchette, chercher à imiter l'usage du couteau, ajuster le volume que l'on peut enfourner dans la bouche, souffler dans le biberon au lieu d'aspirer, boire au verre sans tout renverser, évaluer le trop-plein du verre renversé sur la purée, mesurer le temps de chute de la purée entre l'assiette et le sol, tester la puissance avec laquelle l'assiette rejoindra le mur d'en face, distinguer le bruit au sol de la tasse en plastique ou du verre qui s'éclate. Bref des découvertes de la plus haute importance.

Il est temps d'ôter à l'aliment son caractère sacré, celui qui nous a conditionnés à toujours terminer, ne rien gâcher, ne pas laisser perdre. *Toute la vie, nous traînons les séquelles inconscientes des expériences alimentaires précoces : rations excessives, peur de manquer, forçage, compulsion de manger à toute vitesse, ne plus savoir s'arrêter, accepter de subir l'aliment au-delà des sensations du corps, sont des traces des vécus des deux ou trois premières années de vie.*

Qu'importe donc la chaise haute maculée ou le carrelage à laver. Il n'est pas temps d'imposer le sérieux des tables propres, de la bonne tenue à table, des gestes mesurés. Je plaiderais volontiers pour que l'enfant n'apprenne la propreté à table que par imitation, en regardant faire la maisonnée, après avoir mangé, à sa faim et à sa façon, dans la cuisine ou le jardin.

Un dernier point majeur : le conditionnement le plus essentiel est l'enregistrement du *climat émotionnel* des moments des repas. L'enfant perçoit et fixe que pour sa mère (ou les autres « nourrisseurs ») le repas est un moment heureux, un moment triste, un moment d'anxiété, un moment d'apaisement... La multiplication des expériences pendant des années fera la force de l'inscription.

J'aurais aimé revoir à l'âge adulte une petite fille de 20 mois, amenée en consultation à mon cabinet par sa mère et sa grand-mère parce qu'elle « ne voulait pas manger ». Les deux femmes racontaient un combat incroyable à chaque repas, pour chaque cuillerée ingurgitée. Depuis l'âge de 8 mois, l'enfant était ligotée sur sa chaise haute, bras et mains enserrés comme une momie dans un large bandage maintenu tout au long du repas. Comme elle se débattait de plus en plus violemment, elles avaient pris l'habitude de lui donner un sédatif puissant une demi-heure avant chaque repas. Les doses de médicament absorbées étaient invraisemblables. Dès que l'enfant somnolait, elles la gavaient. Malgré cela, dès que l'enfant percevait la cuillère, elle recommençait à se débattre et à hurler. En me racontant ça, la jeune mère pleurait abondamment. Lorsque j'ai évoqué la nécessité absolue de cesser le combat, même si l'enfant devait rester quelques jours sans manger pour se réhabituer, la grand-mère s'est levée, a pris le bébé sous le bras et a quitté la pièce... Sa fille a suivi sans rien dire. Depuis combien de générations se poursuivait ce délire maternel ? Malgré un suivi psychologique de cette famille, imposé par un signalement aux services sociaux, les choses ne s'étaient pas améliorées deux ans après. La fillette est-elle devenue anorexique, boulimique, ou s'est-elle gravement repliée dans un autre monde mental ? Va-t-elle reproduire cette abomination sur ses propres enfants, de peur qu'ils ne risquent de « mourir de faim » ? Je ne connais pas la fin (faim ?) de l'histoire...

L'apprentissage de cette période est trop précoce pour laisser un souvenir analysable ultérieurement. C'est un moment où l'adulte est tout-puissant, l'enfant totalement dépendant. *Il tolérera tout de celui qui est tout pour lui.* Il lui fait confiance, autant sur les quantités qui lui sont fournies que sur les modalités des repas. L'adulte est perçu a priori comme source d'amour, ce qu'il fait comme ce qui *devrait* être fait. Faire des repas des moments de plaisir paisible, sans angoisse inutile, est le plus beau cadeau. Celui dont nous aurions tous eu besoin. Celui que nous saurons peut-être un jour offrir à nos enfants ou descendants lointains, lorsque nous aurons recentré nos principes d'éducation sur les vrais enjeux.

La priorité au plaisir pendant les repas

Jusque vers l'âge de 2 ans, la plus grande part de désir de l'enfant sera centrée sur la sphère orale.

L'équilibre alimentaire se vit sur l'appétit, paisible

expression du désir d'être avec d'autres, désir d'être nourri, désir de retrouver – tant en quantité qu'en qualité – les satisfactions intenses précédemment vécues. *L'appétit, c'est finalement l'inverse de la faim. C'est jouer du désir, attendre le plaisir* qui viendra avec la satisfaction, découvrir d'autres plaisirs. Plus le plaisir de vivre est grand, plus les satisfactions sont multiples, plus les émotions (tant de l'enfant que de ses parents) sont calmes et positives, plus le désir a sa place.

Sans doute prendra-t-il encore beaucoup de temps pour sucer ses doigts, son jouet préféré, une sucette. L'appétence puissante pour les mouvements de bouche ne diminuera qu'avec la deuxième phase du développement : celle du contrôle de soi, de la verticalité, de la mobilité, du contrôle des muscles pour marcher, s'accroupir, pédaler. L'enfant passera du « tout buccal » au plaisir de la dynamique et du contrôle de tout son corps*. Il jouira de sa capacité de remuer, de coordonner ses mouvements, surtout celui des membres inférieurs et de son ventre. Le plaisir qu'il y trouvera supplantera peu à peu le plaisir de sucer et de téter.

Il découvrira l'appétit, merveilleuse expression du désir, et la satiété par plaisir. L'enfant mangera parce que son corps lui dit l'heure, la même heure qu'hier ou qu'avant-hier. Les signaux de son corps, envoyé par l'hypothalamus, ne seront pas synonymes d'angoisse mais synonymes de désir.

C'est cela l'équilibre, ce que certains nutritionnistes appellent *alimentation instinctive raisonnée* : manger par désir, en variant au maximum, sans se préoccuper de quantité si le poids évolue normalement, et y trouver une intense satisfaction.

---

* Les psychologues ont pris l'habitude d'appeler cette phase la phase « anale », ce qui laisserait croire que seul le contrôle sphinctérien a de l'importance. La réalité est plus globale.

Pour s'affirmer, l'enfant voudrait être dans *une relation authentique* : même si je me nourris seul et n'ai plus besoin de lui pour cela, mon parent est toujours là pour moi et ne m'abandonne pas. Nourrir et accepter de la nourriture n'est pas le seul échange d'amour possible. Je peux sans risque quitter le modèle infantile. Mon émancipation, mes périodes d'opposition sont acceptées positivement comme des signes de maturation. Notre relation peut évoluer doucement du nourrissage à la guidance.

Tout cela est un vœu pieux. Violence, menaces et chantage affectif sont d'une banalité effarante. Qui ne se souvient de menaces inouïes qui flottaient au-dessus de nos assiettes : « Si tu ne finis pas, tu partiras en sana », « Le croque-mitaine dévore les enfants qui ne mangent pas », « Reste assis, tu ne sortiras pas de table avant que l'assiette soit vide », « Si tu ne manges pas ta viande, tu as le choix : une fessée tout de suite ou pas de dessert pendant trois jours ». Et mille autres énormités de nos répertoires d'enfance ou d'ailleurs. Les punitions par privation de nourriture, les contraintes physiques pour avaler font partie des sévices inacceptables. L'enfant n'a aucun recul pour intégrer de telles horreurs venues de l'adulte tout-puissant. Il apprend à avaler n'importe quoi, n'importe quand, pour ne plus entendre. Qui s'étonnera ensuite des difficultés névrotiques ou des troubles du comportement alimentaire qui perdurent ?

Les épreuves initiatiques

Entre 1 et 3 ans, et de manière très progressive, l'enfant prend en main sa dynamique alimentaire, devient acteur de ses choix. Il apprend à manger pour lui, par lui, et non par rapport à l'autre. Il le fera d'autant plus vite et d'autant mieux qu'il est en paix parce qu'il sent ses parents et son entourage en paix. Le long travail de détachement et d'autonomisation est engagé. Il lui faudra s'affirmer, s'opposer aux habitudes, rejeter les modèles acquis… et supporter les réactions de l'entourage.

Dans l'affirmation de soi, le premier signe est de pouvoir refuser ou accepter, celui de *jouer des goûts et dégoûts*. Pouvoir choisir ou refuser un aliment est une étape essentielle. Choisir des goûts, tenter de les obtenir par tous les moyens, refuser ceux qui ne sont pas conformes, est l'un des grands bonheurs de la vie. Plaisir du choix qui durera. L'enfant qui refuse, l'enfant qui choisit, montre qu'il sait qui il est, un être autonome, différencié de sa mère et de son environnement, une personne libre de ses préférences. Il lui faudra encore plus de deux ans pour arriver à dire « je », cette totale affirmation de soi. Mais à travers la nourriture, dans la relation avec les adultes, il va s'en donner jour après jour la preuve.

Pour s'affirmer, il lui faut *comprendre pourquoi il mange,* pourquoi ses parents veulent qu'il mange de telle ou telle façon. Donc tester. Il a deux expériences fondamentales à finaliser : comprendre ce qui se passe *en lui* quand il ne mange pas, comprendre ce qui se passe s'il mange trop.

Premier test, manger beaucoup plus qu'il ne faut, beaucoup plus que d'habitude, un aliment (le plus souvent gras sucré, crémeux) auquel il a eu libre accès. Il en mange à en être saturé, dégoûté. Il n'est pas rare qu'il en soit malade la nuit suivante. Si des mots calmes sont dits pour expliquer le lien entre l'excès alimentaire et le malaise qui suit, l'enfant comprendra que ce n'est pas une bonne idée d'aller au-delà de ses propres limites. Les nausées et vomissements sont tellement pénibles qu'il n'aura probablement pas envie de reproduire l'expérience très souvent.

La deuxième expérience est celle du manque, de l'arrêt momentané des repas. Les pédiatres connaissent bien ce moment d'apparente anorexie, que rien ne semble justifier dans l'histoire ou dans l'état de santé de l'enfant. Celui-ci, du jour au lendemain, refuse de manger, ou ne touche qu'à peine à son assiette. Il est capable de refuser ainsi plusieurs repas, et parfois sur plusieurs jours consécutifs. Dans notre société de peur alimentaire, la demande de consultation urgente est presque systématique. Les parents ne supportent pas de laisser un enfant ne rien manger. Or une recherche attentive ne permet pas de déceler la moindre cause à ce refus alimentaire. Je pose ici comme hypothèse que les enfants, à peu près tous au même âge, entre 12 et 18 mois, ont besoin de tester ce qui se passe lorsqu'ils ne mangent pas. Ayant toujours été nourris abondamment, ils n'ont jamais expérimenté le manque. Ils ne savent pas les réactions du corps lorsque la ration habituelle disparaît. Les mises en garde de l'entourage ne leur évoquent rien. Ils ont besoin de ressentir dans leur corps, dans leurs émotions, ce que c'est que la faim.

Hélas, ils n'en ont souvent pas le temps. Ce qu'ils apprennent le plus souvent, c'est l'intensité des émotions, le malaise intense que ce comportement provoque chez les parents. Découvrir qu'en refusant de se nourrir ils déstabilisent leur entourage est une découverte passionnante... Ils apprendront à en jouer, à la reproduire, et à provoquer de plus en plus fort. Dans bien des cas, le plaisir un peu pervers de provoquer la mère ou le père par un comportement alimentaire qui leur déplaît prendra le pas sur le tranquille plaisir hédonique de l'aliment. « Je te tiens, tu me tiens par la barbichette », dit la chanson. Dommage.

École des parents, histoires de mères

Il faudrait écrire « mères » entre guillemets pour bien introduire la dimension culturelle de ce rôle. Seul l'allaitement est un rôle exclusivement réservé à la mère – et encore, il y a eu des nourrices pendant des siècles ! Le rôle de « nourrisseur » des premières années est dévolu depuis la nuit des temps à des femmes, la mère biologique et/ou des femmes de son environnement, et ce dans tous les pays de la planète, dans toutes les civilisations connues*.

Pourtant, la diversification et l'apprentissage du comportement sont de la responsabilité de tout le groupe social. Qui ne se privera pas de donner son avis, de poser des questions indiscrètes, d'imposer recettes et horaires. Il suffit pour s'en convaincre d'écouter les commentaires dans les squares, les questions de votre voisine dans l'ascenseur, les conseils de l'épicière, les diktats des consultations de nourrissons et les prescriptions de votre grand-tante Adrienne. Devant un nourrisson, chacun a un mot à dire et ne s'en prive pas, dans un défoulement émotionnel dont je ne connais guère d'autre équivalent.

Le plus beau des « métiers »... dit-on !

Dans nos sociétés occidentales, la jeune mère est le plus souvent seule avec le bébé, tout au long de la journée, sans recul ni repos possibles. Grands-mères, marraines, frangines,

---

* La fréquence des pères nourriciers à la maison pendant que maman travaille est anecdotique.

copines, ne sont plus présentes. Ce que l'on ose appeler « congé de maternité » est trop souvent ce long moment de solitude en tête à tête avec l'enfant, avec tout le poids de la maisonnée sur les bras. Comment éviter alors les angoisses qui montent, les souvenirs de manque et d'abandon ? Comment éviter de les transmettre à l'enfant ? Comment éviter de reproduire les conditionnements de sa propre enfance ? Comment éviter d'en vouloir à ses propres parents ? D'autant plus que notre éducation nous a férocement dressés à la solitude et qu'ils ne sont plus présents lorsque leur fille a besoin d'eux. Pourquoi la mère serait-elle toujours la mieux placée pour assurer ces moments ? N'importe quelle personne peut apporter de la sécurité à un enfant.

Il est des jeunes femmes aimantes et attentives, incapables de supporter l'extrême disponibilité demandée par un maternage de proximité, par la présence physique permanente de l'enfant. Cette trop grande promiscuité les affole et rend toute communication impossible.

Pour d'autres au contraire, le moindre instant où le bébé n'est pas contre elles est source d'affolement. Elles ne savent pas le *laisser naître* au monde extérieur et voudraient poursuivre une fusion des corps, comme s'il dépendait encore totalement d'elles, à l'intérieur d'un cocon. Elles voudraient ne pas cesser de le *remplir*.

Ces attitudes souvent inconscientes sont aussi néfastes l'une que l'autre. Il ne faudrait pas croire que répondre à un bébé instantanément pendant des mois ou des années est la meilleure solution. Au contraire, trop de sollicitude, trop de précipitation pourraient – c'est une évidence – gêner la découverte de l'attente. Il y a un juste équilibre à trouver entre les deux modalités extrêmes de maternage : celle du bébé dans son berceau qui doit attendre l'heure, et celle du bébé toujours porté, en proximité permanente avec le corps de sa mère. Il y a un « juste moment » pour découvrir l'absence et la différenciation. Ni trop tôt, au détriment de l'apprentissage de la sécurité, ni trop tard, au détriment de l'apprentissage du « soi ». C'est un choix de vie avec l'enfant, un choix qui évoluera. Il n'y a pas de date que l'on pourrait proposer, mais cette découverte toute douce et progressive de l'attente devrait sans doute commencer dès 6 à 8 semaines, lorsque l'enfant sourit à l'autre parce qu'il l'a reconnu, donc découvert en dehors de lui-même.

Être mère, c'est aimer et s'attacher, laisser le bébé s'enraciner en soi, mais c'est aussi l'ouvrir à la vie, lui présenter l'univers pour qu'un jour il vole de ses propres ailes, même au loin. Et qu'il sache très tôt qu'il pourra le faire.

Ne pas laisser les jeunes femmes, les jeunes parents seuls avec leur bébé est une urgence de nos sociétés que ne résoudront pas les services sociaux. C'est tout un regard sur les besoins des parents et ceux de l'enfant qui devrait changer. Le respect dû à la fragile construction d'un petit humain paisible permettrait sans doute d'éviter plus tard de longues et fastidieuses (pour ne pas dire inutiles) campagnes contre l'obésité et les dépenses insensées liées aux multiples pathologies de surpoids de nos citoyens pléthoriques.

La juste distance

Avez-vous déjà vu une chatte s'occuper instinctivement de ses petits ? Pendant trois ou quatre jours après la naissance, elle ne quitte pas le « nid ». Elle reste couchée, somnolente, se relève à peine pour boire ou manger. Les petits sont contre elle, le nez contre ses mamelles, les yeux fermés (ils ne pourront les ouvrir qu'au bout de plusieurs jours et ne fonctionnent qu'avec leur odorat). À chaque réveil ils se déplacent jusqu'à la mamelle, et tout seuls, sans aucune aide, se mettent à téter. Ils sont actifs, la mère ne les aide pas. *C'est donc leur période de sécurité et d'apprentissage actif.* Au bout de ces quelques jours, la chatte va commencer à quitter le nid pour se dégourdir les pattes et répondre à ses besoins personnels. Les premières fois elle ne part que quelques instants, l'oreille aux aguets, et revient dès que l'un des petits se met à crier. Jour après jour, elle s'éloigne de sa portée un peu plus longtemps, un peu plus franchement. Elle laisse à ses petits le temps et l'occasion de l'appeler, de la faire revenir. Quand elle revient elle leur parle, ronronne, miaule doucement. Tout un registre de communication apaisant. En l'attendant, les petits vont commencer à bouger, à se déplacer, à se regarder les uns les autres, à jouer les uns avec les autres. Sans en avoir l'air, elle va les appeler à téter au même moment tous ensemble, de façon à se ménager des temps d'absence de plus en plus longs. Ensuite viendront les retours pour jouer sans proposer à manger, les retours pour des moments de toilette, les retours pour dormir tous ensemble.

Ce que toutes les femelles de mammifères savent faire instinctivement, l'humain l'a oublié. Nous oscillons entre des comportements de surprotection et de rejet, tout autant dictés par nos émotions archaïques (en particulier tout ce que nous projetons sur l'enfant du risque de faim, du risque de manque), que par les multiples (et souvent contradictoires) notions intellectuelles, prétendument rationnelles, sur la bonne manière d'élever un enfant.

Il est très difficile de revenir de manière équilibrée à une manière d'être avec l'enfant, à des modalités de maternage différentes de celles qui nous ont précédés. Notre société occidentale a créé une culture de la séparation mère-bébé, des règles de comportement qui se sont inscrites au plus profond des émotions des parents. Le défi que nous avons à relever n'est pas simplement de modifier des comportements, ce qui serait aisé. Il s'agit pour les jeunes parents *d'agir au-delà de ce que leur éducation a imprégné, inscrit, dans leur cerveau émotionnel.* Il s'agit de prendre assez de recul avec tous les ressentis de leur enfance, ressenti de peur, ressenti d'abandon, ressenti de manque. Il s'agit de donner d'autres mots à ce que nos parents ont nommé la « faim ». Il s'agit de ne pas répondre systématiquement par quelque chose à manger (donc n'avoir aucune angoisse inconsciente de l'hypoglycémie ou du manque) ; de savoir répondre dès que possible, aussi souvent que possible par le jeu, l'attente.

La toute-puissance du nourrisseur

Il est bien clair que les angoisses des parents retentissent directement sur l'enfant. Un tout petit enfant est une éponge émotionnelle. Il ressent toutes les émotions de son entourage. Un adulte sait reconnaître au son de la voix (même au téléphone), au simple coup d'œil, l'état émotionnel de celui qui est en face de lui. Il le reconnaît et s'il est lui-même en paix ne se laisse pas envahir par les malaises de l'autre. Il sait la différence entre l'autre et lui-même. Il prend du recul. C'est exactement ce que l'enfant très petit ne peut jamais faire. Il est au centre de son monde, les autres en font encore largement partie. Ce qu'il ressent des autres lui appartient à lui. Si sa mère craint qu'il ait faim, il va ressentir le manque. Si sa mère ne supporte pas le moindre pleur, se rappelant inconsciemment les moments d'abandon qu'elle a ressentis ou cru ressentir dans son enfance, l'enfant aura peur d'être abandonné. Si la mère, le père, ont perpétuellement besoin d'être réassurés sur la possibilité pour eux d'être aimés, aimés pour ce qu'ils sont, ils transmettront cette peur.

Ils transmettront aussi les moyens qui leur ont été inculqués comme preuve d'amour. En cela, nourrir, nourrir encore, nourrir toujours a été au cours des siècles la plus habituelle preuve d'amour donnée par les mères à leurs enfants. Malheureusement cette preuve-là dominait toutes les autres, remplaçait la tendresse, évitait ou empêchait de dire l'amour sous d'autres formes. Il en reste des générations d'adultes qui ne savent pas dire « je t'aime », qui proposent à manger en signe d'amour. Qui pour eux-mêmes ne savent pas résister à un moment de vide ou de solitude sans chercher quelque chose à grignoter.

Tenir les clés de la nourriture et du plaisir d'un être dépendant, c'est avoir barre sur lui, droit de vie et de mort. Le remplir, le combler, est du registre de la jouissance. Certains parents fragiles y trouvent leur force pour être parents, une image gratifiante de don et de dévouement, une satisfaction narcissique puissante. La frontière est mince avec les perversions possibles : l'envahir, le gaver, se déverser en lui, pour se sentir puissant. Un jour, il faudra renoncer à ce pouvoir, à cette jouissance pour le regarder manger « de ses propres ailes ». En écrivant, je découvre qu'il n'y a pas d'expression populaire pour dire cela. Il n'y a pas de mots pour dire ce qu'est une « mère » qui ne nourrit plus quand son oisillon devient autonome. Intéressant !

En conclusion, rappelons-nous que nous n'en finissons jamais de régler nos comptes avec notre première enfance, à nous débattre avec nos conditionnements ; insistons à nouveau sur l'importance d'éviter tout cercle vicieux : l'engrenage d'attente et d'angoisse dans les expériences précoces, l'engrenage relationnel perverti ensuite par les jeux de pouvoir et les émotions non dites. Il convient que les expériences alimentaires soient et restent des expériences de sécurité et de satisfaction, que les appels soient ceux d'un désir. Manger pour soi, pour retrouver l'intense satisfaction du bien-être, de la nourriture et de la rencontre. Découvrir la satiété dans la découverte calme du plaisir. « L'émotion hédoniste donnée par un aliment est un acte fondateur de la cognition et crée le moi, c'est-à-dire du discours, des sentiments, des émotions, de la mémoire, un passé, une personnalité[5]. »

C'est cela, l'équilibre alimentaire. Celui de la sécurité fondamentale. Non plus celui de la faim, mais l'équilibre serein de l'appétit et de la satiété.

5

Toute la vie, se nourrir, choisir, subir

« Ce qu'il y a avec la culture, c'est que nous la recevons dès l'enfance en pleine figure. Aucun recul, évidemment. Aucun moyen de relativiser, de contextualiser, de se dire : ben, ça ne se passe pas forcément comme cela ! Le monde dans lequel nous grandissons est notre seul monde. »

Nancy Huston *.

Jeux et enjeux de la faim dans l'enfance : apprendre à se nourrir

Trois ans. Le conditionnement des premiers mois, les apprentissages passifs sont inscrits. Le corps a ses premières « marques ». Le cerveau a enregistré quels gestes, effectués ou imaginés, conduisent de la faim à la satiété. La mémoire consciente liée au langage va apparaître.

Trois ans est un moment clé de régulation de la faim et des

* *Reflets dans un œil d'homme*, Actes Sud, 2012, p. 135.

apports. Ce que les chercheurs appellent une « période critique ». Les enfants qui prennent trop de poids vers cet âge-là ont une forte probabilité d'être en surpoids ou obèses à l'adolescence et de le rester toute leur vie (alors que ceux qui grossissent plus tôt, entre 6 mois et 2 ans, ne présentent pas le même risque). Plusieurs études ont confirmé cette corrélation, sans qu'on puisse actuellement expliquer les raisons de cette fragilité liée à l'âge. Une chose est certaine, c'est le moment de renforcer la prévention du surpoids à tous les niveaux de la société, école, colonies de vacances, restaurants… pas seulement dans les familles.

Trois ans, c'est la pleine période du contrôle moteur : marcher, courir, grimper, faire du vélo, tomber, se relever, tester les virages à la corde et les équilibres précaires. Il y a un vrai bonheur à comprendre jusqu'où l'on peut aller, à commencer et recommencer sans cesse. La pulsion de vie s'éloigne de la bouche, se déplace sur les muscles moteurs. Il y a une intense jouissance à découvrir le monde avec tout son corps.

Trois ans : la marche, le langage, la propreté, les contacts avec l'environnement sont posés. L'enfant connaît son image, il ressent son corps dans l'effort et dans les variations du quotidien. Il sait manger, il apprendra à se nourrir : se nourrir de façon équilibrée, choisie petit à petit par lui, sur les bases induites plus qu'inculquées par sa famille. Il est temps de grandir. Temps de prendre en main son destin alimentaire, de ne plus dépendre d'un autre. Il va dire « je ». Je veux, je veux pas, je voudrais, j'aime, j'aime pas…

Une moindre dépendance pour être nourri suppose une marge de manœuvre acceptée par les parents. Droit de dire non, droit de manger seul, droit de choisir la quantité, droit de refuser certains aliments. Toute la difficulté est de laisser cet espace de liberté à l'enfant sans le laisser dériver vers des choix régressifs d'alimentation hédonique déséquilibrée, des faims trop sélectives. Comment l'aider à trouver sa propre trajectoire, à affirmer sa personnalité ? La guidance n'est pas toujours aisée dans nos modèles diététiques tellement rigides.

Proposons quelques pistes.

Le premier défi de l'enfance est de substituer à la pulsion orale exclusive des premiers mois un goût de vivre, une pulsion joyeuse* impliquant tout son corps. Favoriser le mouvement, les jeux d'extérieur, le sport sera la meilleure réponse devant des demandes alimentaires inadéquates. Dans nos sociétés sédentaires, on les obligera rarement trop à se bouger.

Dans cette période, l'enfant apprend à se « remplir » lui-même. De nourriture, de jeux, de mouvements, de phases de repli avec son doudou chéri. Il découvrira, si possible dans la sérénité, la solitude, l'ennui, le temps inutile. Nous avons tellement l'habitude de remplir leur univers (et le nôtre) que nous ne savons plus leur laisser un peu de temps libre. Cours de judo, de musique, de théâtre, de sport, comblent chaque instant libre après l'école. Le gavage télévisuel, les multiples activités amènent à l'oubli de soi. Où et comment peuvent-ils ressentir calmement les signaux du corps avant qu'ils ne deviennent violents ? La faim et la satiété devraient être reconnues comme des moments d'écoute de soi-même. Il faudrait qu'il puisse les ressentir, les reconnaître, les nommer. Moins simple qu'il n'y paraît ! Nous-mêmes, adultes, savons-nous le faire ?

Rythmer les horaires des repas, limiter ou interdire le grignotage ne sont pas des fins en soi. Certains enfants pourraient vivre sans cette régularité. Elle a néanmoins un sens pendant ces années d'apprentissage actif : celui de mieux intégrer les rations nécessaires pour *vivre en paix dans les rythmes sociaux*

---

* Phase de libido stade 2, dite phase anale, parce que phase des contrôles et du plaisir de donner ou de retenir.

de l'école, de la famille, des copains. Attendre puisqu'on a *assez* mangé.

Les règles de bienséance à table, indispensables, sont un *code* pour participer à un groupe, à une famille. Apprises par imitation – uniquement par imitation – elles invitent au respect des autres convives, à l'écoute, au silence, au calme de ce temps de repos, au juste partage des plats. L'enfant enregistrera les règles de son environnement. À nous d'être les modèles adéquats pour que, plus tard, lors de son intégration dans d'autres milieux sociaux il ne soit pas pénalisé.

Découvrir qui l'on est, prendre le pouvoir sur soi-même implique d'aller jusqu'au bout des limites. Donc implique le droit de transgresser les modèles. Manger à d'autres heures, manger des aliments interdits, piquer des biscuits dans un placard ou vider le tiroir des friandises, acheter des bonbons au bout de la rue, troquer des chewing-gums (même usagés !), sont des nécessités. Même et surtout si elles nous dégoûtent un peu (c'est l'un des buts inavoués). La nourriture chez les copains, les transgressions qu'ils se permettent sont tellement fascinantes. Humour et mensonges sont partie prenante des apprentissages de l'enfance, puisqu'ils participent de la nouvelle conscience de soi.

Un apprentissage indispensable est celui de l'attente et de la préparation des repas. Éviter les montagnes d'aliments tout prêts, passivement engloutis. Pour ne pas faire de nos gamins de purs *passifs avaleurs*, il serait bon très tôt de les impliquer dans des activités qui font prendre du recul sur le désir exprimé. Par exemple, proposer de faire un gâteau quand ils réclament un goûter. Sortir les ingrédients, tourner la pâte, beurrer le moule, enfourner, mesurer le temps, est mille fois plus éducatif que de sortir une boîte toute prête du placard. La patience devant la faim est une base de l'équilibre. Petit à petit, mais beaucoup plus tôt que ce que l'on autorise généralement, l'enfant pourra élargir son champ de compétences, faire lui-même quelques courses, choisir des recettes, établir une liste d'ingrédients, anticiper sur le temps nécessaire, préparer un repas complet à offrir à ses parents, inviter des copains en choisissant le menu, participer à l'art de se nourrir. Il dominera le temps, il dominera sa faim sans contrainte, dans l'accueil d'un plaisir encore plus grand. On le dit pour tous les apprentissages : *pour bien apprendre, on ne peut pas seulement recevoir, il faut pouvoir donner.*

Le but de ces quelques pistes, et de bien d'autres que nous pourrions ajouter, est toujours le même. *Un enfant libre de se nourrir, ni contraint, ni restreint,* ni englué dans des modèles familiaux infranchissables. Un regard discret non invasif des adultes sur sa courbe de poids, son activité physique et la variété de ses aliments (sur une semaine, pas à chaque repas) serait une garantie suffisante.

La grande difficulté pour l'enfant sera de prendre ses distances avec les discours dichotomiques de son entourage, les injonctions paradoxales et les interdits incompréhensibles. Comment intégrer par exemple qu'une tartine est de trop alors qu'il y en a une montagne sur la table ? Comment s'interdire l'ouverture d'un placard ou d'un frigo qui déborde d'aliments ? Comment admettre que le biscuit Truc ou les chips Machin que l'on voit toutes les dix minutes dans les émissions pour enfants ou sur 30 mètres de long dans les gondoles des supermarchés ne sont pas acceptables ? Notre société devient folle, qui étale sa saleté alimentaire séductrice en multipliant les mises en garde. Dur, dur d'éduquer dans un tel contexte.

Vous le lisez peut-être en filigrane, les mots sont très peu de chose dans ces apprentissages. L'imitation du groupe humain, les résonances émotionnelles avec lui, les adaptations avec soi-même dépassent toutes les théories entendues et enseignées. Le problème viendra donc de certains parents : ceux dont l'angoisse ou l'impossible détachement parasitent le libre jeu de l'apprentissage dans l'écoute de soi. Ceux qui ne supportent pas le moindre signe d'émancipation ou d'opposition. Ceux qui créent autour des repas d'authentiques chantages affectifs. Ceux qui ne laissent à l'enfant pour tout langage que des troubles du comportement. Ceux qui ne peuvent céder la place de *centre du monde*. Ceux surtout qui n'ont jamais eu d'autres modèles, n'ont jamais pu prendre aucun recul. Ceux qui meurent de peur à l'idée d'avoir faim.

Heureusement, il y a l'école, les copains, les amis, les autres milieux sociaux où découvrir d'autres modèles, d'autres façons de penser, d'autres façons de manger et d'avoir faim.

L'adolescence : construire son modèle de vie

Dix années d'enfance sans grands bouleversements des mécanismes de faim-satiété, puis vient l'adolescence. Tout explose : le corps, le cerveau, les modèles sociaux. Tout va changer dans une remise en perspective radicale. C'est le moment de faire « péter les miroirs ».

Passer d'un corps d'enfant à un corps d'adulte est un processus rapide. En moins de deux ans, la taille augmente de 50 %, le poids suit immédiatement (adolescents dodus) ou dans un deuxième temps. Les beaux éphèbes grecs, ou les jeunes filles minces, ont été de tout temps les symboles du désir et de la beauté. Sans doute parce que nous savons que cela ne dure pas, qu'il s'agit d'un moment de grâce passager que rien ne saurait retenir.

Le changement rapide de taille permet l'effacement (relativement) facile de certains surpoids. Si l'adolescent stabilise son poids juste au moment où il grandit vite, l'amincissement vient tout seul. Une occasion qui ne se reproduira plus jamais, donc à ne pas laisser passer.

À la base de la modification des corps, la poussée pubertaire, le jaillissement des hormones sexuelles et le bouillonnement des désirs. C'est le plus radical des changements pulsionnels. L'heure n'est plus au modèle familial, à la faim et aux comportements vécus pendant toutes ces années. La pulsion vers l'autre s'oriente à l'extérieur, à la recherche de partenaires et de clans où la sexualité aura un jour une place. L'inondation cérébrale de nouvelles hormones, nouvelles connexions de désir, nouvelles satisfactions remet tout en perspective. Le chambardement est total.

Le besoin d'identification à l'autre, de manger comme lui, de vivre comme lui, de parler comme lui, est aussi fort que celui du bébé imitant sa mère qui le fait manger ou du jeune enfant se calquant sur le modèle familial. En connectant son cerveau sur celui de ses nouveaux amis, l'adolescent allume ses neurones miroirs, envoie et reçoit des signaux non verbaux de reconnaissance et de désir. Ainsi il attire ses nouvelles relations, désamorce les tensions et les rejets, se fraye une place, définit qui il est. Il y aura beaucoup de plaisir, beaucoup de doutes, beaucoup de contrariétés... et encore plus de non-conscient, de dynamique modulée par des réseaux neuronaux inattendus. Qui imiter, de quoi se démarquer, jusqu'où aller, où s'arrête le plaisir pour devenir compulsion ? Combien de fois pense-t-il vraiment à ce qu'il mange ou va manger, et combien de fois se laisse-t-il régir par des pulsions dont il ne sait finalement rien ? Quel contrôle sur soi quand tout change en soi ?

Au niveau cérébral, l'adolescence est une période

sensible*, un moment clé de réaménagement. Le cerveau va faire du tri, élaguer les synapses** inutiles, simplifier les circuits, pour fonctionner de façon plus rapide et plus économe en énergie. Ce resserrage des boulons[1] nous rend intellectuellement plus efficaces au détriment d'une capacité d'apprentissage qui se restreint. Vous le savez, si vous désirez parler plusieurs langues étrangères, mieux vaut les apprendre et les parler avant 15 ans ! Ce resserrage des réseaux cérébraux concerne peu les noyaux hypothalamiques eux-mêmes, Crocodile est intouchable, mais les régions de la mémoire ancienne, des émotions d'enfance, les circuits de modulation fonctionnelle, sont profondément remaniés. Des nouveaux neurones s'installeront et se connecteront. Resteront fixés les connexions utiles, les régions cérébrales régulièrement animées, les émotions qui se répètent, les neurones et leurs milliards de connexions que l'on gardera parce qu'on les sollicite régulièrement. L'effacement des données inutiles, des zones non motivées fait de la place, facilite la circulation des informations, la vitesse des réactions. L'ensemble du cerveau deviendra plus rapide et plus performant qu'auparavant.

Dans l'explosion des désirs, les sensations régulières anciennes de faim et de satiété ne sont plus d'actualité. La croissance très rapide du corps provoque une faim féroce, donc des *accès de bouffe* (qui n'ont rien à voir avec des désordres boulimiques), des faims nocturnes à dévaliser le frigo, des doubles repas (à la maison puis avec les copains), des multiples sandwichs à toute heure. Il s'agit de s'adapter à

* En neurophysiologie, c'est une limitation biologique du développement, un âge clé pour acquérir une compétence. La chronologie des acquis est en lien direct avec la chronologie des modifications cérébrales.

** Les synapses sont des zones de jonction d'un nerf à l'autre.

une vitesse de croissance qu'ils n'avaient pas connue depuis la fin de leur première année. Évidemment, s'ils ne rencontrent pas trop d'alcool et de fast-food sur leur chemin, c'est mieux.

L'imitation des nouveaux repères sociaux et l'éprouvante angoisse de perdre les modèles anciens sont au centre de la vie psychique. Le bouleversement du corps et des émotions, l'émergence de la pulsion sexuelle ont de quoi perturber les plus sereins. Les pendules de la satisfaction profonde, instinctuelle, sont à mettre à l'heure. Le circuit de la récompense veut se nourrir d'autres stimulations. Le nouveau corps attire et déplaît. L'avenir passionne et terrifie. Toute nouvelle rencontre excite. Les parents sont rejetés et espérés. « Ça » brasse tellement que les transgressions sont inévitables. Faims à toute heure, malbouffe, premières addictions toxiques (café, alcool, essais de drogues) sont rarement signes de malaise mais surtout des tests d'une nouvelle socialisation.

Cette période de tous les dangers, est, logiquement, celle *des troubles du comportement alimentaire*. Au mieux l'on grignote, ou l'on mange trop*. Au pis, anorexie et boulimie traduiront une difficulté massive. Il s'agit de maladies graves que nous ne développerons pas ici.

Est-il nécessaire d'ajouter que l'adolescence, moment de surprendre, n'est plus celui où l'on accepte de se faire dicter des comportements ? Campagne nutritionnelle publique ou conseils avisés de l'entourage, même combat. Trop tard : il n'y a pas de place pour ça.

---

* *Binge eating* (Spitzer, 1993). Répétition d'épisodes d'hyperphagie sans vomissements.

La vie, là où elle va

« Lorsque tu ne sais pas où tu vas, regarde d'où tu viens », dit un proverbe africain. Voilà une phrase faite tout exprès pour la nourriture et les façons de manger. On n'en finit pas de grandir. Notre vie d'adulte prolonge notre enfance, ses joies et ses errements. Les dés sont jetés. Cela ne veut pas dire que nous ne changerons jamais, mais que tout changement, après le nettoyage des circuits de l'adolescence, demandera un travail long, répétitif, difficile, pour un résultat tellement aléatoire que nous abandonnerons souvent avant de l'atteindre.

Trois paramètres régulent notre faim : les automatismes, la convivialité et la maladie. C'est peu pour qui se croit libre de ses choix. C'est beaucoup pour manger en paix.

Les automatismes

Nous ne reprendrons pas ici les conditionnements inconscients de volume, horaires, saisons, ni les faims en miroir déclenchées par les stimulations de l'environnement. Elles sont là et elles perdurent. Mais il en est d'autres. Pour simplifier son job, notre cerveau a plein d'automatismes. Il est capable de déclencher lui-même des actions. À partir d'une stimulation interne ou externe tout à fait minime, tout le réseau cérébral se met en branle, avec une participation très minime du cortex, participation d'ailleurs tardive par rapport au déclenchement de l'action. Combien de fois se ressert-on d'un plat pour découvrir devant l'assiette à nouveau pleine que l'on n'avait plus faim ? Il vous est sûrement arrivé en plein travail intellectuel de vous lever d'un bureau, de filer dans la cuisine, d'ouvrir le frigo et de ne vous interroger sur ce que vous faites qu'au moment de choisir « le » truc à grignoter. Il vous est sûrement arrivé, la tête pleine de quelque souci de vous retrouver aux toilettes, déboutonnant votre pantalon, avant d'avoir ressenti un quelconque besoin. Il nous est arrivé à tous d'avaler une boîte entière de friandises en regardant une émission passionnante à la télé. Nous avons tous fait vœu d'arrêter de ronger nos ongles ou de dévorer les crayons, ou de manger moins de fromage, ou de ne plus manger tel aliment, mais on « craque » à longueur de journée, *la prise de conscience ne survenant qu'après le geste.* Ces automatismes nous régissent. Certaines recherches récentes nous démontrent qu'en matière d'homéostasie (et l'apport nutritionnel en fait partie), notre cerveau rationnel n'est responsable que de 10 % des décisions... Nous choisissons, prenons et avalons en très grande partie sans notre volonté active. Nous sommes d'authentiques « zombules* », ni somnambules puisque éveillés, ni vraiment lucides. Juste zombis, en pilotage automatique. Par mimétisme ou par besoin de satisfaction, Crocodile mène la danse. Malgré notre fierté d'humain à gros cerveau, nous sommes bien plus assujettis que sujets. Il va falloir apprendre l'humilité !

La convivialité

Nous l'avons évoqué, vivre avec (*con vivere*) c'est manger avec, dormir avec, partager des moments d'intimité. Donc vivre en résonance avec l'autre ou les autres. Quand l'un lève

* Mot que je crée pour vous. Il en faut bien des nouveaux de temps en temps !

son verre, l'autre allume dans son cerveau la région qui commande ce même mouvement, mouvement qui souvent va suivre, évidemment !

Manger à table à plusieurs, c'est se laisser entraîner par le rythme des autres, par les choix des autres, par les instants de pause des autres, et par leurs manières de faire. À mon sens, un couple ne saurait durer si la préparation et le déroulement de repas ne déclenchent pas cette cohérence de désir, le bonheur de le vivre à deux. C'est sûrement aussi important que ce qui se passe au lit… Cohérence ne veut pas dire rôles identiques, ni manières identiques. Dans la plupart des couples et des familles, les tâches ne sont pas réparties à parts égales et cela ne pose pas de problèmes. Il y a des couples mal assortis qui le vivent très bien. Non, le fondamental est d'entrer en résonance, d'allumer chacun les mêmes zones cérébrales, de fonctionner « en wifi[2] », d'y trouver des satisfactions jumelles. Si les manières de *bouffer* de l'autre (ou des autres) sont incompréhensibles, si elles nous révulsent ou nous envahissent, alors mieux vaut… quitter la table !

Savez-vous d'où vient la tradition du silence à table dans les couvents ? Il s'agissait au début non d'un interdit de parler, mais d'une consigne de manger sans bruit, de ne pas aspirer, d'avaler discrètement. Tenus à partager le même réfectoire toute une vie durant, les moines à l'éducation « précieuse » étaient gênés par le bruit de leurs congénères rustauds en train d'ingurgiter bruyamment leur pitance et de parler la bouche pleine. Leur recueillement en était troublé tout au long de la journée. Le silence en mangeant est devenu plus qu'un code de bonne conduite à table : une règle monastique.

La convivialité c'est aussi, pour ne pas dire avant tout, affaire de culture. Chaque famille, chaque région, chaque pays a sa gastronomie. L'humain vient de sa terre. Au strict sens étymologique, dans les langues d'origine latine, les *humains* viennent de la terre (*humus*) et y retournent après leur mort. Les mauvaises traductions bibliques nous parlent de poussière. C'est faux, nous sommes faits de terre et y retournerons. Les traditions culinaires sont la plus profonde marque d'un terroir, d'une culture, la dernière, sur plusieurs générations, lors d'un exil ou d'un changement de pays. « L'identité se nourrit aussi de géographie ; et la nourriture, expression de la terre, porte en elle ses racines, les emporte avec elle et sert souvent de dernier marqueur identitaire à une communauté déplacée, émigrée ou exilée. Bien au-delà de la langue qui tend à s'effacer en quelques années, les recettes de cuisine se perpétuent au fil des générations et deviennent en elles-mêmes une patrie[3]. »

Tous les rites et rituels autour de la nourriture, la manière de cuisiner nous renvoient à des traditions venues de loin. À des faims qui ne seront calmées que par quelque chose « de là-bas ». Une population réussit totalement son intégration lorsque sa cuisine devient celle du pays d'adoption ; lorsque les plats du pays d'origine sont vécus comme exotiques ; lorsque la faim du groupe a trouvé d'autres marques.

Toujours dans le registre de la convivialité, nous pouvons nous interroger sur la disparition des mères nourricières. Quelle faim vivons-nous lorsque les petits plats cuisinés chaque jour, la structuration des repas disparaissent ? Le travail des femmes à l'extérieur et l'égalité des tâches au sein de la famille bouleversent un équilibre culturel solidement établi. Pour l'instant, l'impression dominante est l'insécurité : ne plus savoir quoi et quand manger. D'où l'anarchie des prises alimentaires dans la première génération qui ne recopie pas ce modèle. Pour combien de temps ?

La maladie

Troisième paramètre qui perturbe nos sensations de faim, la maladie physique ou psychique et les dérèglements profonds.

Les maladies organiques sont connues depuis la nuit des temps pour couper l'appétit. Et quand elles ne le faisaient pas, les prescriptions des médecins rappelaient l'utilité de la diète. Celle-ci a été de tout temps et partout sur la planète le tout premier des traitements. Lorsque le malade réclamait à manger, on le pensait sauvé… S'il ne mangeait plus du tout, la fin était proche.

Le retentissement de maladies psychiques sur la faim est tout aussi évident. Perdre le goût de vivre, c'est perdre celui de manger. Les syndromes dépressifs s'accompagnent d'une perte du goût, de la sensorialité, donc d'une très forte annihilation du désir. Certains syndromes autistiques s'accompagnent d'une hyperphagie intense. Rappelez-vous, dans le merveilleux film de Sandrine Bonnaire *Elle s'appelle Sabine*, la prise de poids gigantesque de sa sœur dès son hospitalisation psychiatrique, lorsque lui ont été enlevés ses repères familiaux.

Les dérèglements du corps, tous les dérèglements modifient la faim. Certains médicaments, les perturbations hormonales, un trouble de tel ou tel organe, une immobilité brutale pour fracture, une fièvre, et pan, tout est sens dessus dessous.

Puisque le cerveau fonctionne en réseau et que tout retentit sur tout, les troubles du sommeil (insomnies) et l'absence de régularité du cycle chronobiologique sont à l'origine de retards de satiété, donc d'hyperphagies[4]. Rythmer davantage les journées (heures fixes de repas, de promenades, de tel ou tel rituel), se lever le matin très régulièrement à la même heure et dormir plus longtemps est un excellent traitement de certains surpoids.

Nommons enfin les dérèglements volontaires, les addictions aux divers toxiques socialement admis. Café, vins et alcool augmentent la faim. Tabac et drogues (la plupart) sont anorexigènes. Les effroyables sandwichs des malbouffes massivement engloutis en appellent d'autres. Bref, attention, avec notre cerveau profond, nous sommes tous des drogués polymorphes, en équilibre instable, perpétuellement tiraillés entre l'avidité confuse de nos *addictions douces* et le désenchantement. Il faudra remettre du calme là-dedans.

Quand Crocodile part en vrille

Crocodile n'a pas de sagesse. Crocodile défend pied à pied son territoire. Crocodile n'obéit pas aux injonctions. Il prend certaines décisions à lui tout seul (le déclenchement d'un accouchement, l'heure de notre décès...). Parfois il décide mais peut se laisser influencer légèrement. Par exemple, nous réveiller quelques minutes avant la sonnerie programmée, un jour où il nous faut nous lever très tôt et prendre un train. Par exemple encore, transiger sur un moment de faim et attendre l'heure du repas suivant. Ces quelques tolérances sont transitoires, partielles et surtout ne se vivent que dans un contexte profond apaisé. Chaque nuit, au cours du sommeil de rêve (sommeil paradoxal), Crocodile se met en réseau avec l'ensemble du cerveau, dialogue avec nos hormones, écoute le bureau des plaintes, bref, s'organise pour n'oublier jamais et se replacer dans son conditionnement d'humanoïde. Chaque nuit, il nous fait revenir à notre *point d'habitude.* Le nôtre, non, plutôt le sien !

Mais quelles sont donc les plaintes qu'il reçoit ? Facile. Le corps n'oublie jamais et les organes cherchent leur équilibre. Il y a le cri de l'estomac sous ghréline (hormone qui donne faim et fait grossir), celui du pancréas qui perd les pédales avec son insuline, celui du système de récompense qui hurle au scandale car insatisfait, celui des surrénales qui déchargent non-stop leur cortisol de stress. *La nostalgie de l'adipocyte** est la plainte déchirante de tissus graisseux dont le stock a été entamé. On croirait entendre Harpagon dans la pièce de Molière : « Ma cassette, ma cassette... » Savez-vous qu'en arabe, le même mot وحشي (*waaesh*) signifie la nostalgie et la bestialité barbare du monstre ? Crocodile ne supporte pas la nostalgie, il attaque.

Qu'est-ce qui fait bouillir Crocodile ? Que l'on veuille lui imposer un fonctionnement d'« en haut ». Les restrictions alimentaires dites cognitives (volontaristes) et l'orthorexie (contrôle névrotique de la qualité des aliments sélectionnés sur des critères intellectuels) sont aussi insupportables l'une que l'autre. Vous pouvez toujours tenter de lui laisser croire que tel aliment est un *bon* aliment. Les protéines exclusives par exemple, au cours des régimes. S'il n'a pas connu cela dans l'enfance, avant le resserrage des boulons de l'adolescence, il ne s'en laissera pas conter longtemps. Un jour ou l'autre, il reprend la main, en nous rendant malades si nécessaire, en faisant *péter* toutes nos limites pour se rattraper. Il va lutter, se durcir, devenir violent, de plus en plus rigide. Un vrai Crocodile en furie. Lorsque les gourous de l'amaigrissement nous baratinent sur notre nécessaire *motivation*, il y a de quoi hurler de rire. Devant un fauve déchaîné, soit on sait lui parler, soit on passe son chemin... Savez-vous parler le croco ?

* Jeu de mots qui m'enchante. À afficher d'urgence sur la porte du frigo.

Quelques rares, très rares personnes arrivent à commander leurs équilibres profonds. Elles peuvent contrôler et faire baisser leur température intérieure, leur éveil, leur faim, modifier leur métabolisme. Passer six mois assis dans la neige, ou marcher dix jours au soleil sans boire. J'imagine que les grévistes de la faim au très long cours (sept mois à Cuba, rappelez-vous) fonctionnent sur le même mode. Il ne s'agit pas de dompter ou dominer : ce n'est pas un rapport de force ; les fauves ne se laissent approcher que lorsqu'ils sont déjà nourris. Le juste mot est *apprivoiser*. Comme le dit très bien le renard du *Petit Prince*, « il faut être très patient ». S'asseoir immobile sans trop s'approcher, ne rien dire, regarder doucement en mettant son cerveau en harmonie, et chaque jour avancer un peu plus près. Avec Crocodile, notre fauve intérieur, il s'agit de ralentir les milliards d'informations et de connexions qui bouillonnent à longueur de jour et de nuit, laisser filer la pensée et les utopies de contrôle, mettre en cohérence notre cerveau émotionnel et archaïque par le calme intérieur, installer des réseaux de transmissions apaisés, moduler des réactions. Les yogis et les moines y arrivent après des années de méditation et de détachement des tracas quotidiens. Pour nous, englués dans les soucis d'une vie trépidante, eh bien… ce n'est pas gagné !

La faim dernière

L'extrême vieillesse est la seconde phase orale, une phase où presque tous les bonheurs viennent des plaisirs de se nourrir. En ce sens, il est tout à fait exact que nous remontons en enfance. Le corps ne bouge plus guère, les pulsions sexuelles et les passions intellectuelles se sont endormies. Seuls persistent le goût et le désir de manger, témoins d'une pulsion de vie toujours active.

J'ai pu ces dernières années accompagner un certain nombre de proches de plus de 90 ans. Dans une maison de retraite où l'ennui règne en maître, l'animation commence aux heures des repas. Les vieux encore valides font la queue à l'entrée du réfectoire une heure à l'avance. On ne lit plus le journal mais on épluche, les yeux brillants, le menu affiché. On mange en silence, avec application, à côté des autres qui mangent en silence, mais le regard vif sur les voisins de table et ce qu'ils ont dans leur assiette. On se réjouit des bons plats et doubles desserts des jours de fête. Avant d'aller dormir, heureux d'être « remplis ».

Lorsque la sénilité ne permet plus de se nourrir seul, on retrouve les gestes des nourrissons ou des oisillons à la becquée : baver de désir avant les premières cuillerées, ouvrir rythmiquement la bouche quand la cuillère approche, faire du charme à la personne qui tient la cuillère, faire gicler les aliments en tapant dedans, tourner la tête devant un plat non apprécié, taper dans l'assiette du voisin… Les vieux archaïsmes de désir et de rivalité pour s'approprier les aliments des autres ou l'attention du nourrisseur sont parfaitement reconnaissables.

Les moments de repas sont les plus importants de la journée et ne souffrent aucun dérangement. Les vieillards sauront nous le dire. Un jour, je suis arrivée à l'improviste au moment où l'on servait la soupe. Les deux vieux ont mangé non seulement la soupe, mais la tranche de jambon, puis le pain et le fromage, puis le dessert de pommes et de noix, avant de se lever pour me saluer très chaleureusement, ravis de me voir là. C'est ainsi, question de priorité.

Encore plus étonnant, une très vieille dame, complètement

paralysée et endormie après un AVC massif, nourrie passivement à la cuillère, ne reconnaissant personne, même ses plus proches, s'anime à la vue d'une barquette de framboises, retrouve le geste tremblant de les porter à sa bouche de son bras valide, les dévore avec délectation en se tartinant la figure, un air de contentement béat sur son vieux visage ridé. Je lui en ai apporté souvent. Chaque fois le bonheur était le même. Entre-temps, elle dormait.

Chaque épisode de faim, chaque moment de repas est un instant d'humanité, une mise en perspective du désir persistant de vivre et de jouir. Si une très vieille personne vous dit qu'elle veut mourir, que ça suffit comme ça, qu'il faut l'aider à partir, ne la croyez pas si elle mange avec appétit et se gave de chocolat. La vie se crée jusqu'à la dernière heure dans les plaisirs du rassasiement. Tant qu'il y a de la faim, il y a de la vie.

TROISIÈME PARTIE

POUR EN FINIR AVEC LA PEUR DE MANQUER

Des mécanismes de sécurité inébranlables

6

Le Crocodile : le pilote cérébral

> « Il y a probablement autant de façons de chercher la vérité que de chercheurs : on reconnaît le style d'un scientifique à la nature des questions qu'il se pose, à l'approche qu'il utilise pour leur donner une réponse, à la façon qu'il a de discuter ses conclusions et de les placer dans le contexte changeant des connaissances. »
>
> *La Recherche*, n° 337, décembre 2000, p. 16.

Nous ne mangeons pas par urgence nutritionnelle. Vous l'avez compris, la prise d'aliments et l'arrêt de cette prise n'ont rien à voir avec un risque immédiat d'hypoglycémie, ou le désamorçage d'une quelconque chaudière. Notre corps est en perpétuelle activité. Il s'agit tout à la fois de maintenir la glycémie, de rester à 37 °C, de remplir et de libérer les réserves dynamiques, d'assurer le maintien des réserves de stocks, de maintenir autant que possible un poids constant, de s'adapter aux saisons et aux nécessités de l'environnement, d'oublier nos peurs et nos chagrins, de s'adapter aux efforts physiques et aux moments de repos, à la croissance ou au vieillissement, et d'y trouver d'intenses satisfactions jouissives. Tout cela, avec des apports alimentaires irréguliers, différents d'un jour à l'autre, souvent inadaptés.

Cet équilibre est trop précieux pour être confié à nos seules impulsions ou à nos idées farfelues. Encore moins à un comportement rationnel perpétuellement contrôlé. La clé des décisions appartient au cerveau profond, inconscient, hypothalamus et thalamus, informé en temps réel de tout ce qui se passe à l'intérieur et à l'extérieur de nous.

Pour se mettre en sécurité, notre corps a un centre de décision, un repérage des besoins où la conscience et la volonté n'ont qu'un rôle secondaire. D'où notre relative stabilité tout au long de la vie, mais hélas aussi la quasi-impossibilité de revenir sur un réglage, de modifier durablement par la seule volonté l'équilibre complexe qui régule notre milieu intérieur. Croire qu'il est possible d'agir sur l'un des paramètres (régime par exemple) n'agira qu'un temps. Puis tous les paramètres se modifieront, insensiblement, mais juste assez pour que l'équilibre antérieur reprenne ses droits, *malgré* la poursuite du régime.

Ce fonctionnement du cerveau Crocodile* est en grande partie inconscient. Ce que nous ressentons, ce qui arrive à notre conscience n'est qu'une infime partie de l'iceberg cérébral (inaccessible) chargé de réguler notre équilibre intérieur. Tout au long de ce chapitre, il nous faudra reprendre cette image d'une minuscule portion de conscience, émergeant parfois de l'immense bloc enfoui des régulations automatiques incontrôlables.

Notre cerveau Crocodile nous veut tels que nous sommes, avec nos réserves, énormes ou limitées, avec nos habitudes

---

* Petit rappel : Crocodile parce que c'est la zone la plus archaïque du cerveau, celle que nous partageons avec tous les êtres vivants, même les reptiles. Chez nous ou chez les crocodiles, le fonctionnement est le même.

alimentaires d'excès ou de rationnement, avec les hormones de plaisir dont nous avons l'habitude d'inonder notre cerveau. *Sa seule demande est de ne pas changer.* De retrouver chaque jour, à horaires fixes, si possible dans un environnement connu, ses petites habitudes et son « gros » niveau de plaisir. De maintenir tous les paramètres dans une fixité totale.

Ce cerveau se conditionne dans l'enfance puis fonctionne par habitude, tant dans les horaires que dans les quantités ingérées, dans l'adaptation aux saisons.

Il n'est presque pas influencé par le cerveau rationnel conscient (ou alors pas longtemps, avant de prendre le dessus). Il ne sait rien des modifications des modes de vie. Il fonctionne toujours sur les réglages archaïques qui ont permis à l'espèce humaine de survivre dans des environnements hostiles. Il est programmé pour favoriser des réserves optimales en prévision de jours difficiles. En cas de modification temporaire des paramètres du corps, il est aussi programmé pour retrouver le plus rapidement possible l'état initial. Il fera tout ce qui lui est possible pour y parvenir. Nous savons même comment : *malgré les modifications de comportement alimentaire et la diminution de ressenti de faim, les médiateurs sanguins qui stimulent les centres cérébraux de l'appétit gardent des taux extrêmement élevés après des mois ou des années de manque ou de régime.* Donc Crocodile n'a pas bougé d'un iota, il a toujours aussi faim qu'au premier jour de régime. Il n'attend que l'occasion de nous pousser à trop manger.

Nous commençons à découvrir les mécanismes neurologiques et hormonaux mis en jeu. On pourrait le concevoir comme un vaste poste de commande, aux multiples écrans, manettes et boutons de réglage, tous connectés entre eux par des réseaux neuronaux où les informations circulent en permanence. Imaginez un échangeur autoroutier gigantesque, avec des bretelles d'entrée et de sortie, une intense circulation d'informations. L'information captée par une zone donnée est immédiatement transmise vers d'autres régions, interprétée et modulée en fonction des émotions et de la quantité de plaisir qu'elle peut déclencher, avant que la réponse hormonale ne soit envoyée au corps entier. Notre cerveau fonctionne en permanence en pesant les informations qui lui sont amenées, vérifiant en se connectant aux autres structures que tout est OK. Modifier une seule donnée, une seule habitude, retentit sur l'ensemble. Le moindre changement donnera l'alerte et sera compensé automatiquement, dans le but… de ne rien changer.

Un peu d'anatomie

L'hypothalamus

Imaginez à la base du cerveau, juste au-dessus du tronc cérébral et de la moelle, sous le troisième ventricule, un petit groupe de noyaux, d'un volume global proche de celui d'une noisette, communiquant les uns avec les autres par de très nombreuses connexions, se répondant les uns aux autres comme les musiciens d'un orchestre, échangeant connexions et informations avec toutes les autres zones cérébrales. On les nomme grossièrement en fonction de leur localisation (en avant, en arrière, dessus, dessous…).

Les neuromédiateurs de la faim et de la satiété, donc le comportement alimentaire, sont principalement sécrétés par la région centrale : le noyau dorsomédian et les aires latérales initient la sensation de faim. Le noyau ventromédian porte les commandes de satiété. Les deux noyaux paraventriculaires au-dessus sont impliqués dans les commandes de soif.

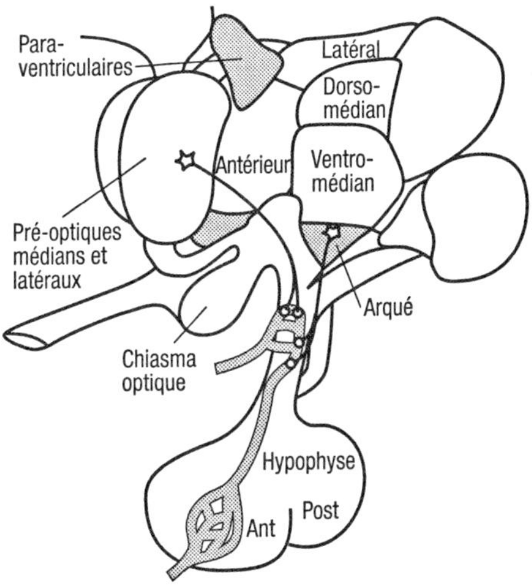

Les noyaux hypothalamiques : adapté d'après Johnson M.H., Everitt B.J., *Essential Reproduction*, Blackwell Science, 2000.

Juste au-dessous se trouve l'hypophyse, centre des commandes hormonales de la quasi-totalité du corps : thyroïde, surrénales, ovaires ou testicules, seins en lactation, pancréas, endocrine, reins, tension artérielle… En modulant subtilement, sur des rythmes profonds, le taux d'hormones sécrétées par ces différentes glandes, l'hypothalamus équilibre toutes les constantes du corps, dynamiquement et en temps réel.

Entre les noyaux médians et l'hypophyse, le noyau arqué, petite formation en forme de virgule, reçoit les informations en provenance du milieu intérieur : la glycémie, l'état des réserves, la pression artérielle, le pourcentage d'eau du corps, la température...

En bas et en avant, le noyau suprachiasmatique reçoit les informations du chiasma optique au-dessous. Des fibres en provenance directe de la rétine l'informent sur la lumière jour-nuit. C'est la principale structure impliquée dans les rythmes circadiens, c'est-à-dire la mise en adéquation des rythmes profonds du corps avec le rythme extérieur. Il est donc responsable des horaires internes du corps, les heures de sécrétion de chacune de nos hormones.

Directement en lien, au-dessus et en arrière des noyaux hypothalamiques, la glande pinéale (ou épiphyse) reçoit des informations sur la luminosité ambiante transmises par le noyau suprachiasmatique. Elle est le siège de la synthèse nocturne d'une neurohormone : la mélatonine, hormone des cycles biologiques (chronobiologie). Elle pilote les alternances veille-sommeil, les modifications corporelles en fonction des saisons, l'âge du développement sexuel. Contrairement à celle des vertébrés inférieurs, la glande pinéale humaine ne contient pas de cellules sensibles à la lumière.

L'hypothalamus est traversé de tout son long par des faisceaux de neurones* qui le connectent à l'ensemble du système nerveux central, du haut du cortex à la base de la moelle. Des fibres reliées au mésencéphale (cerveau moyen) permettent l'activation de comportements simples, stéréotypés. D'autres vont se projeter vers l'hypophyse postérieure (neurohypophyse). Ces faisceaux ne sont pas indépendants, mais connectés entre eux, telles les voies d'un gigantesque carre-

---

* Le faisceau moyen du télencéphale traverse l'hypothalamus latéral et relie le cortex à la base de la moelle. Les fibres paraventriculaires longitudinales traversent les noyaux médians.

four à plusieurs niveaux, avec des ponts, des voies de dérivation et des milliers de bretelles d'accès et de sortie.

Le système limbique et le thalamus

Telle une couronne autour de cet ensemble de noyaux et de faisceaux, le système limbique est (entre autres fonctions) le centre intégrateur *des émotions et de la mémoire.* Sous ce nom on englobe diverses structures :

L'hippocampe joue un rôle fondamental dans la mémoire des événements (apprentissages mnésiques), donc dans la fabrication des souvenirs.

Le rhinencéphale est le cerveau de l'olfaction, mais perçoit aussi les autres influx sensoriels (goût, vision, audition, sensation tactile). Il est impliqué dans les apprentissages mnésiques ainsi que dans les émotions (contrôle de l'angoisse).

L'amygdale est associée à la peur, aux états anxieux, aux phobies et à la colère.

Le cortex préfrontal centralise les informations sur l'état viscéral endocrinien, émotionnel. Il sert d'interface entre les émotions et le cerveau conscient.

L'insula ou « île de la pulsion[1] » est un centre intégrateur majeur qui permet un comportement *motivé,* déclenché par le réseau hypothalamique, et qui permet l'évolutivité du système.

Ces différentes structures se connectent les unes aux autres pour une action déterminée. Deux circuits fonctionnels nous intéresseront particulièrement ici : le circuit de la récompense et le circuit des réminiscences inconscientes.

1. Les souvenirs (hippocampe) et les émotions (enregistrées par le cortex insulaire) activent le noyau accumbens qui va libérer deux neurotransmetteurs : la dopamine qui amplifie

le désir et l'envie d'une part, la sérotonine qui produit la satiété, l'endormissement et l'inhibition. Ces substances modulent nos comportements positifs : la joie, le plaisir. Leur durée d'action courte produit un phénomène de balancier rapide. D'où *l'envie perpétuelle, rythmique et précoce de recommencer*. En d'autres termes, après un temps court d'apaisement, notre cerveau a toujours faim (de plaisir). Lorsque ce système est hyperstimulé (émotion, drogues ou interactions d'autres structures) vient l'accoutumance qui rend moins sensible au plaisir. Moins de plaisir ressenti conduit toujours à une demande majorée puisque le plaisir est le seul langage de Crocodile. À un stade de plus peut se créer une vraie addiction.

2. Imaginer le village de son enfance devant une odeur subite de feu de bois, revoir le visage d'une aïeule à l'odeur d'un gâteau, ressentir une angoisse diffuse incompréhensible ont la même origine : l'activation du circuit amygdale-thalamus-cortex préfrontal. Ce « souvenir ressenti » déclenche les réactions physiques végétatives qui auront la connotation (plaisir ou anxiété) de l'état émotionnel initial dans notre enfance. D'où nos réactions peu contrôlables devant un désir subit (la madeleine de Proust, il nous faut la manger) et la connotation personnelle et familiale de nos sensations de faim (angoisse ou tranquillité avant chaque repas).

Le déclenchement cérébral de la faim et de la satiété

Il faut concevoir un triple système dynamique où les informations, en provenance de l'environnement (bruit, odeur, mouvement...) ou en provenance de l'état intérieur du corps (glycémie, tension de l'estomac, froid...) sont, en permanence, gérées par trois niveaux cérébraux : le tronc cérébral puis l'hypothalamus puis l'insula thalamique, centre émotionnel d'intégration des données, qui permet la commande d'action : sécrétion d'enzymes ou d'hormones ou réaction motrice induisant un comportement.

Le point de départ de la faim se situe très profondément, entre le tronc cérébral, le noyau dorsomédian et les deux noyaux latéraux qui l'entourent. Les déclencheurs sont des informations de provenances multiples :

• les hormones amenées par le sang directement dans le noyau arqué ;

• celles véhiculées « sur place » par le troisième ventricule via le liquide céphalorachidien ;

• les informations lumineuses transmises par le noyau suprachiasmatique ;

• le niveau d'émotions de stress (catécholamines) perçues par le dorsomédian ;

• le désir et l'envie provoqués par le circuit de la récompense et celui des réminiscences.

Nous venons de le voir, l'hypothalamus qui ne réagit pas à la volonté est sensible aux émotions. À toutes les émotions. Et même à la mémoire consciente et inconsciente des émotions. Les bruits de casseroles ou l'odeur d'un aliment ne parlent – via les organes des sens – qu'à nos émotions, qui vont chercher à susciter une nouvelle possibilité de plaisir.

Les informations provenant du système volontaire ou des organes des sens traversent obligatoirement le système insulaire émotionnel, qui les traduit de façon simpliste en plaisir ou déplaisir.

Tout ce qui provoque des émotions, la joie, la surprise, le stress, le dégoût, la tristesse, l'anxiété, la colère, la peur, dérègle la subtile combinaison d'habitudes. L'insula ne sait plus quand et comment moduler les signaux de faim, ne sait plus quand et comment les arrêter. Parfois elle en fait trop ; parfois tout est bloqué. À la longue, si le niveau émotionnel est grand (qu'il soit ressenti comme agréable ou désagréable), elle en prendra l'habitude et organisera les appels en conséquence, dans le but de procurer à l'organisme toujours autant de plaisir.

Notre programmation la plus profonde est d'éviter le déplaisir par tous les moyens, et de fournir à notre cerveau un niveau satisfaisant d'hormones de plaisir.

Nos prises alimentaires impliquent une part active, motrice, dépendante du cortex rationnel ou préfrontal (semi-automatique) ; mais l'ordre initial, la sensation de faim, viendra toujours *d'en bas*. Le contrôle volontaire sera mis en échec par les régulations profondes.

Les régulations automatiques

Nos programmations profondes, régulées tout autant par notre environnement quotidien que par des archaïsmes génétiques, vont être modulées par un grand nombre d'hormones (à action sanguine et tissulaire) et de neuromédiateurs intracérébraux, agissant les uns sur les autres, parfois en synergie, parfois en opposition, tantôt dans un sens, tantôt dans l'autre pour le même récepteur.

Il est tout à fait illusoire de croire que la seule volonté pourrait modifier notre équilibre faim-satiété. Le cerveau profond a pour mission non seulement de maintenir des constantes physiques, mais de réguler au mieux un niveau émotionnel satisfaisant. Or celui-ci est d'autant plus vite atteint que le cerveau reptilien retrouve ses habitudes : habitudes horaires, habitudes de quantité, habitudes de qualité odorante et gustative, habitudes d'environnement. Toutes ces habitudes se vivent dans un niveau émotionnel lui-même régulé à un certain taux. Cet ensemble représente notre conditionnement alimentaire. Conditionnement totalement inconscient, très difficilement modifiable. Il faudrait de longs mois dans un contexte émotionnel tout à fait paisible, avec un maximum de satisfactions sensorielles et affectives, pour que notre Crocodile accepte de changer (à peine !) d'habitudes et organise enfin un nouvel équilibre plaisir-déplaisir, un nouveau conditionnement. Nos raisons de manger sont aussi stables que les paramètres de nos habitudes et notre appétence pour le plaisir.

Le réglage cérébral des paramètres

Chaque organisme possède un poids physiologique, une sorte de repère du corps auquel il tend à se maintenir automatiquement. En particulier en luttant farouchement contre toute perte de poids. Ce niveau, appelé *set point* par les chercheurs*, est régulé partiellement par notre mode de vie, par

* Le « juste poids » prôné par certains régimes ne correspond en rien à ce *set point*. Il n'est qu'un vague calcul arbitraire, non scientifiquement

l'âge, par l'activité physique, mais aussi par des adaptations chromosomiques très anciennes, donc à peu près immuables pour un individu donné. Ce *set point* est « réglé » sur quatre axes principaux. La génétique, l'épigénétique, le conditionnement de la première enfance, l'adaptation à l'environnement. Si l'on veut favoriser une croissance en équilibre de nos enfants, si l'on veut ne pas participer aux grands-messes des gourous modernes de l'amaigrissement, il est essentiel, avant d'envisager ou de conseiller quoi que ce soit sur une modification d'alimentation, de comprendre pourquoi, à quel niveau, se joue la régulation. Reprenons ces quatre paramètres un par un.

La génétique

Nous ne sommes pas égaux devant la faim et la capacité de stockage. Nous connaissons tous des personnes filiformes qui mangent comme quatre, et d'autres qui grossissent en avalant deux radis et un quart de carotte. De toute évidence, il y a des individus très économes en énergie qui stockent pour un rien, et ceux qui dilapident en consommation directe tout ce qu'ils ingèrent. Sans aborder ici le sujet des obésités pathologiques génétiquement transmissibles, en restant sur la physiologie de personnes en bonne santé, les différences de prise et d'utilisation des nutriments sont énormes. On connaît déjà une quarantaine de gènes impliqués dans ce réglage.

---

validé, d'un poids prétendument idéal selon les *critères actuels de la mode*... Il ne tient aucun compte du pourcentage de masse maigre. Dans ce calcul, les sportifs musclés, en parfaite santé, sont toujours trop « gros » !

Il a été démontré que divers paramètres comme l'indice de masse corporelle (IMC), le nombre d'adipocytes dans l'enfance, l'épaisseur du pli cutané, le tour de taille, le rapport taille-hanche, la graisse troncale sont partiellement héritables, avec une *composante génétique propre*. Cela concerne autant les paramètres de l'enfance que leur évolution au cours de la vie. Nous héritons globalement de la silhouette de l'un de nos parents et évoluons comme lui. L'environnement « obésogène » familial ne suffit pas à tout expliquer, même s'il peut renforcer le risque de prise de poids par des modèles de prises alimentaires excessives. L'étude d'enfants adoptés ou de jumeaux élevés dans des univers différents, ayant des comportements alimentaires tout à fait différents de leurs parents biologiques est sur ce point tout à fait parlante : ils ont souvent la même corpulence.

Cette prédisposition génétique est très variable selon les pays et les ethnies sur la planète. Elle correspondrait à une sélection naturelle au cours de millions d'années pour assurer la survie des individus les mieux armés : assez gros pour résister aux famines ; pas trop gros pour pouvoir fuir devant les prédateurs. La masse grasse des descendants d'Inuits ayant survécu sur la banquise dans des conditions extrêmes est importante, car la graisse sous-cutanée est le meilleur isolant corporel. Mais ils ont aussi une modification de la répartition des débits sanguins entre les régions périphériques et centrales du corps pour lutter contre les déperditions de chaleur tout en évitant le gel des extrémités. Ils ont donc construit une régulation solide d'adaptation au froid. La sélection naturelle des gènes a créé l'ethnie inuit, telle que nous l'avons découverte au début du siècle.

Les épidémies brutales d'obésité chez les Inuits lorsqu'ils ont un chauffage central et mangent des aliments sucrés, celles des Indiens d'Amérique lorsque, parqués dans des réserves, ils deviennent sédentaires*, et celles dans les pays émergents d'Amérique latine ou d'Afrique où la nourriture devient plus accessible en sont une illustration.

Les régulations épigénétiques

Lors de la conception se transmettent les gènes chromosomiques paternels et maternels. Ce capital chromosomique va être complété tout au long de la gestation puis au long de la vie par des *modifications temporaires* de la chromatine, l'activation préférentielle de certains gènes et l'inactivation de certains autres. Ce mécanisme permet *la transmission à notre descendance de caractères acquis*. Il est la mémoire transmise des adaptations liées à notre histoire, nos expériences, celles de nos parents, celles de notre environnement. Ces modifications épigénétiques sont une véritable « reprogrammation adaptative[2] » de nos gènes, en cohérence avec notre environnement.

Pour rester dans le domaine de la faim et de la régulation des prises alimentaires, les modifications épigénétiques ont été étudiées à deux niveaux :

• Pendant la grossesse, l'adaptation du fœtus en fonction du statut nutritionnel de sa mère ou de l'état fonctionnel du cordon et du placenta.

Si le fœtus est en état de sous-nutrition (pathologie ombilico-placentaire ou carence alimentaire maternelle grave), il en résulte un fort risque d'obésité ultérieure (dans

* Il y a aussi l'alcoolisme, hélas !

un environnement d'alimentation facile). On pourrait dire que l'enfant s'étant préparé à vivre dans un environnement pauvre après la naissance se trouve finalement en situation d'abondance. Ainsi s'expliquent certains surpoids au long terme des enfants nés avec un retard de croissance intra-utérin pour raison gestationnelle, celui d'enfants nés pendant ou juste après les guerres, celui des enfants dans les pays en transition où l'alimentation devient plus favorable pour toute la société.

À l'inverse, l'obésité maternelle et l'excès alimentaire pendant la gestation peuvent aussi induire un poids excessif du futur adulte par un tout autre mécanisme. Les excès maternels s'accompagnent d'un fort taux d'insuline circulante qui modifierait, directement et durablement, le *set point* d'équilibre de l'enfant et du futur adulte. On explique par ce biais une partie des obésités dans les pays riches depuis au moins une génération, par exemple aux États-Unis où 50 % des femmes enceintes sont obèses.

• Les effets des modifications épigénétiques transmises semblent évoluer *sur plusieurs générations*. Pour le risque d'obésité et de syndrome métabolique[3] (association obésité, diabète de type 2 et dyslipidémie), ou pour les effets à long terme d'un stress majeur pendant une gestation, il y aurait des traces durables, avec des effets différents selon qu'il s'agit de la première génération ou des suivantes, selon que la trace a été transmise par la mère ou par le père.

Conditionnement de la première enfance

Les expériences des premières années de vie sont la troisième cause de nos réglages irréversibles, définitifs.

Essayons de le décrire, non pas sous l'angle éducatif habituel, mais sous celui du corps et de ce qu'il inscrit.

Repartons du tout petit nouveau-né, vierge de toute angoisse alimentaire, vierge de toute expérience de recherche de nourriture. Il n'a ni conditionnement, ni habitude, ni expérience. Son cerveau, très immature, n'est que partiellement construit. Les fonctions réflexes sont en place, le cerveau émotionnel aussi. Il reste à construire le cerveau cortical par migration de neurones depuis le cerveau profond, et surtout à relier ces différentes zones par des milliards de connexions.

Les bébés n'ont aucun équipement cérébral permettant de moduler leur activité ou leurs réactions à des besoins alimentaires. Ils ne savent rien de ce que nous nommons la faim, de leur taux glycémique ou des besoins de leur croissance. Une fois nés, ils n'ont pour tout équipement inné que les deux comportements réflexes décrits au chapitre 3 : le programme de recherche active du sein et le cri de détresse à la séparation. *L'équilibre entre les fonctions automatiques du tronc cérébral et celles modulées par l'expérience est entièrement à construire.*

Comment se fait l'inscription

Les études les plus récentes des neurosciences[4] nous permettent de décrire (de façon encore très partielle) comment s'inscrivent les expériences dans le cerveau.

1. Le postulat de départ est celui d'une détresse fondamentale[5] qui serait celle de chacun d'entre nous dès la naissance, avant toute interférence avec l'environnement, apparaissant à chaque éveil. « Au commencement est l'état de détresse », avait pressenti Freud. La réaction spontanée du bébé est la

détresse dès l'éveil. Il n'a aucun moyen interne de se rassurer ou de patienter, et ne peut trouver d'issue à cette détresse que par l'intervention de l'autre.

Dans ce premier temps, l'enfant est totalement dépendant de l'intervention de l'autre. Si l'autre intervient, et intervient au bon moment, s'il l'apaise et le nourrit, ou plus exactement l'apaise en le nourrissant, il peut enregistrer cette expérience dans sa mémoire émotionnelle comme une « trace » de l'état de plaisir. À l'inverse, si personne n'intervient, l'enfant n'inscrira rien, un « blanc », une béance. Le conditionnement final est la somme des expériences résolues et des « blancs ».

2. Dans un deuxième temps, la sécurité apportée par les interventions de l'adulte va donner à l'enfant le *recul inconscient* pour *percevoir* son état intérieur : des messages de l'intérieur de son corps (température, position, état énergétique), et des messages sensoriels extérieurs par le toucher, l'ouïe, la vue. Mais tout cela n'a encore pour lui aucun sens. D'avoir été bien nourri, bien protégé, permet la *perception.*

Ce premier mouvement vers l'autre à travers la perception de soi est ce que l'on appelle la pulsion.

3. Avec la multiplication des expériences, le cerveau va commencer à « imaginer », se faire une « représentation » de la perception du corps, une première mémoire. Attention, il ne s'agit pas là de la mémoire au sens où nous l'entendons habituellement – un souvenir conscient –, mais d'une réaction *émotionnelle* en réponse à une situation connue. L'apaisement pourra venir grâce à cette émotion douce du plaisir ressenti dans des circonstances analogues, en dehors de l'intervention de l'autre, ce qui traduit l'ébauche d'une *possibilité interne d'attente et de réassurance.* Petit à petit,

l'intervention de l'autre pour éviter la détresse ne sera plus aussi urgente, ni aussi impérieuse. Dorénavant, les sécrétions hormonales ou enzymatiques, les comportements moteurs seront modulés autant par les perceptions et l'état instantané du corps que par la représentation que le cerveau s'en fait. L'enfant pourra désirer se nourrir parce qu'il se réveille, s'*imagine* (émotionnellement, pas consciemment) retrouver les bras de sa mère, les sensations de son corps repu, le plaisir de l'apaisement.

Ainsi, petit à petit émerge la notion d'un sujet, moins dépendant de l'intervention de l'autre, et la possibilité d'appels au lieu de cris indifférenciés.

Notre conditionnement final est donc la résultante de nos expériences réussies et intégrées en représentations positives, et des « vides d'inscription » de nos instants d'« abandon ». De quoi faire réfléchir aux méthodes traditionnelles d'éducation !

Notre cerveau, organe branché sur les autres

Dans les découvertes récentes, les plus fascinantes sont sans doute celles qui concernent les interconnexions des cerveaux entre eux[6], les régulations amenées en nous par les autres autour de nous.

Les études de neuro-imagerie fonctionnelle (IRMf) ont permis de découvrir depuis une quinzaine d'années que, dans tous les processus d'apprentissage, nos neurones ont besoin des autres : de présence physique et d'empathie émotionnelle. Trois types de neurones, baptisés dans les études neurones miroirs, neurones échos et neurones fuseaux, ont pour rôle de mettre en phase toutes nos structures cérébrales et de nous mettre directement en lien avec notre environnement.

Mettre en phase permet de gagner un temps fou dans la transmission des informations et la réalisation des actions. Par exemple, vous entendez trois notes de musique, et si vous le connaissez, vous pouvez reconnaître le morceau, le chanter ; votre cerveau « allume » la zone de vos doigts en train de le jouer sur un piano si vous savez le jouer. Ainsi, plus on est entraîné à une quelconque activité, plus le cerveau continue à s'animer, soit dans la réalisation de cette action, soit en branchant une réminiscence d'action, ou un rêve.

Nos cerveaux sont programmés pour être connectés à ceux des autres. Ils sont en « wifi » permanente. Le petit enfant nourri par sa mère n'apprend pas seulement à faire couler du lait dans sa bouche. Il enregistre les mimiques, le son de la voix, il ressent les émotions, il se calque sur elle, sur son ressenti à elle, sur des mini-signaux émis. Très vite il comprend les gestes signifiants, qui précèdent l'aliment lui-même. Il multiplie les synapses de son propre cerveau par stimulation directe de l'autre. Dans un deuxième temps, ce captage inconscient permettra un apprentissage désignatif. Ce qui est bon, mauvais, dégoûtant, désirable ne s'apprend pas par les mots et l'intellect. Cela s'apprend dès l'enfance, en lien avec les émotions et les réactions cérébrales du ou des nourrisseurs. Notre cerveau apprend et fonctionne par mimétisme.

Tout se joue en lien avec l'autre, celui ou celle qui rassure et nourrit, qui rassure en nourrissant, nourrit en rassurant. Celui qui informe en ressentant et traduit en mimiques spontanées, involontaires son fonctionnement cérébral profond. Comment tout au long de la vie ne pas reproduire les émotions de cet autre lorsqu'il nous nourrissait ? Comment apprendre à ne plus confondre alimentation et réassurance, lorsque la période de dépendance à l'autre devrait être passée ? En réalité *cet autre est inscrit en nous*, au plus profond de nos expériences corporelles et psychiques. Nous ne pourrons jamais nous en défaire, tout juste tenter de prendre du recul pour ne pas transmettre à notre tour.

Pourquoi l'inscription des premières années est-elle indélébile ?

Le cerveau ne se développe pas selon l'émergence d'un programme linéaire inné. Il se construit à partir des expériences. Or les trois premières années de vie sont celles où se développe l'ensemble anatomique du cerveau, où s'installent les neurones dans leurs sites d'action et surtout où se construisent les connexions entre eux. Selon les modalités de prise en charge de l'enfant, certaines zones auront un développement plus ou moins intense (nombre de neurones concernés et de connexions synaptiques mises en place) et plus ou moins positif (selon la proportion d'hormones de plaisir sécrétées).

« La trace laissée par l'expérience est associée à des modifications structurelles et fonctionnelles des synapses et de leur efficacité, dont on commence à connaître aujourd'hui les mécanismes cellulaires et moléculaires les plus fins[7] », expliquent François Ansermet et Pierre Magistretti.

Plus une fonction est active, plus se mettent en jeu des zones neuronales importantes, et plus ces neurones s'interconnectent entre eux par des milliers de connexions synap-

tiques. Le taux de neuromédiateurs sécrétés lors de chaque échange varie en fonction de l'intensité ressentie.

La synaptogenèse[8] (mise en place et multiplication des connexions synaptiques) est un processus de développement précoce et extrêmement solide. Les trois derniers mois de la gestation et les premiers mois de vie sont les périodes les plus actives. Au-delà de 3 ans, et jusqu'à la puberté, les synapses resteront relativement stables. Puis elles décroîtront progressivement tout au long de la vie.

À la fin de la deuxième année, il y a environ 100 milliards de neurones, 10^{15} synapses. Un seul neurone multipliant ses prolongements dendritiques peut avoir jusqu'à 10 000 synapses.

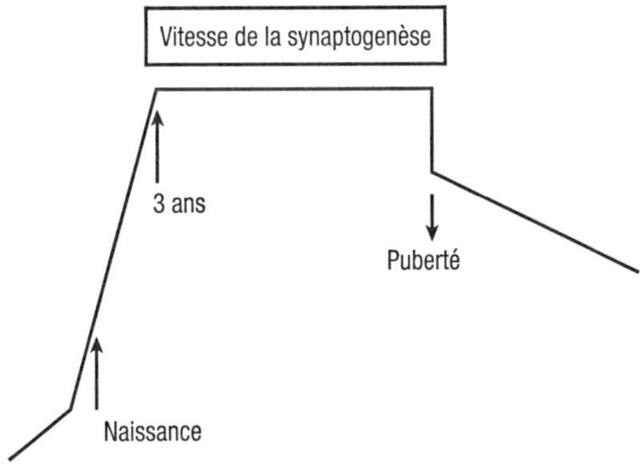

Période d'inscription cérébrale massive de premières années.

À l'intérieur même de chaque synapse, la transmission est chimique, et se fait par ce que l'on appelle les neuromédiateurs. Il y a des neuromédiateurs excitateurs et des neuromédiateurs inhibiteurs. Selon la tonalité émotionnelle de l'expérience, ce ne seront pas les mêmes neuromédiateurs de la transmission synaptique et/ou ils seront plus ou moins abondants : acétylcholine pour les réactions au stress, sérotonine et cholécystokinine pour les réactions de plaisir. Le même neurone peut sécréter tel ou tel médiateur, et à des doses très variables selon l'expérience et la représentation qui en est faite.

Les épines dendritiques, extrémités des tiges neuronales où se situent les synapses sont des zones extrêmement dynamiques. S'il existe une très forte excitation, il y a augmentation *anatomique* de la surface des échanges, ce qui module *définitivement* l'efficacité du transfert des informations. Ainsi, les traces s'inscrivent au niveau synaptique selon trois paramètres :

• nombre et architecture des synapses impliquées ;

• efficacité synaptique (volume de neuromédiateurs libérés) ;

• réarrangements structurels : multiplication des liaisons dendritiques.

Il ne s'agit pas seulement d'un petit groupe de cellules ou de noyaux qui se chargent d'une fonction donnée, mais de l'ensemble du cerveau qui s'anime, s'organise, se connecte pour gérer une action.

En conséquence, pour être simpliste, des expériences en lien avec l'autre émotionnellement confortables pour l'enfant entraîneront des connexions positives, une action facile, une animation du circuit de la récompense, donc la sécrétion de neuromédiateurs du plaisir en grande quantité. À l'inverse, des expériences à composantes douloureuses ou angoissantes amèneront à une sécrétion accrue des neuromédiateurs du stress et à un vide d'inscription. Les déluges hormonaux provoqueront l'augmentation secondaire des récepteurs sur les cellules. Jour après jour, *la totalité du cerveau* construira une représentation globale des expériences sur un modèle paisible ou sur un modèle de stress. Il y a anatomiquement de très grandes variations de taille et de conformation des aires cérébrales entre les individus, pour une bonne part liées aux apprentissages. Pour chacun d'entre nous le niveau des réactions (le taux et la qualité des neuromédiateurs libérés dans les synapses) est donc différent puisqu'il dépend de notre histoire. Nous serons vite affolés ou longtemps sereins devant un retard alimentaire ou une « pléthore de bouffe » parce que nous avons branché au tout début – et réglé – le niveau cellulaire et synaptique de telle ou telle émotion, telle ou telle réaction. C'est cela qui est indélébile. Lorsque la période de synaptogenèse intense est terminée, que le cerveau est construit, la plupart de ces bases seront un acquis à vie.

Cette trace polyneuronale, cette mémoire biologique spécifique, pourrait finalement être une autre façon de nommer et de représenter pour chacun d'entre nous, sur des bases d'anatomophysiologie, ce que la psychanalyse nomme « inconscient[9] » depuis un peu plus d'un siècle.

Pourquoi peut-on partiellement évoluer ?

Le conditionnement est donc la manière dont notre cerveau (involontaire, inconscient) s'est construit et a organisé tout un fonctionnement automatique en fonction de la nature de nos expériences, de leur répétition, de leur tonalité émotionnelle, et de la mémoire – elle aussi émotionnelle – qu'il en a gardées. Mais si certains éléments sont définitifs (nombre de récepteurs sur les cellules), rien n'est fixé pour toute la vie. Notre cerveau, pour chacune de nos fonctions, est en perpétuel remaniement. Il y a la solide base fixe des trois premières années, puis une adaptation progressive aux expériences de la vie.

Au niveau cérébral, la capacité d'évoluer avec le temps est ce que l'on appelle la *plasticité*, terme très à la mode car fondamental pour comprendre qui nous sommes. Nous abordons là le dernier point de la construction cérébrale. Notre cerveau évolue avec le temps en fonction de notre manière de vivre, d'être en paix, en fonction des besoins de la croissance, de ceux liés à de nouvelles conditions d'environnement, de ceux liés au vieillissement du corps.

La plasticité cérébrale est la capacité d'évolution du système. Une part des commandes cérébrales, donc des neurones impliqués, peut se transformer en modifiant le nombre de cellules nerveuses, le niveau de médiateurs libérés dans les synapses et par évolution des réseaux cellulaires entrant en jeu dans la régulation.

Lorsqu'une zone cérébrale est partiellement détruite ou a besoin d'un renforcement fonctionnel, *il est possible de puiser dans un réservoir de cellules-souches neuronales* situées chez l'homme essentiellement dans l'hippocampe. Ces neurones migrent, sont activés dans le rhinencéphale (le centre des odeurs, le plus ancien de nos organes) et de là diffusent vers la zone limbique ou corticale où ils s'installeront, se connecteront aux autres *en multipliant par milliers leurs connexions dendritiques.*

Notre cerveau ne fonctionne pas sur une zone précise de quelques neurones chargés d'une fonction mais sur l'association des zones qui entrent en résonance, s'interpellent, se répondent, et modulent toutes ensemble la réponse adaptative requise.

On appelle le réseau ainsi formé les assemblées de neurones, ensemble de cellules stimulées par une même expérience, ou la représentation de cette expérience. Au niveau neuronal existe un récepteur de « simultanéité ». Un ensemble de neurones, en lien les uns avec les autres, code l'expérience. La réactivation de l'expérience, directement ou par la représentation, renforce ces liens.

Les assemblées de neurones sont des ensembles ayant les caractéristiques suivantes :

- elles codent pour le même type d'expérience ;
- elles ont des connexions synaptiques renforcées ;
- elles peuvent facilement se décharger ensemble ;
- elles ne sont pas physiologiquement proches ;
- leur ensemble est hautement dynamique du point de vue spatial et temporel.

Mais ces caractéristiques ne sont pas exclusives. Un neurone peut participer à plusieurs assemblées. Surtout, plusieurs assemblées peuvent se connecter simultanément, pour aboutir à une nouvelle représentation, incluant donc de nouveaux paramètres de perception et conduisant à un fonctionnement synchrone. Les traces se réassocient, ce qui permet *le paradoxe du vivant : tout s'inscrit et tout change.*

Ainsi les assemblées de neurones permettent le remaniement permanent de l'inscription. Au cours des nouvelles expériences, elles permettent la disparition ou la consolidation des traces.

Il est faux de penser que surprotéger un enfant de toute expérience désagréable, de toute attente, serait une garantie d'équilibre ultérieur. La surprotection est à l'origine de réactions émotionnelles majeures à la moindre contrariété ou au moindre événement imprévu.

Il est maintenant démontré au contraire que la variété des

expériences, le recul donné aux émotions par la répétition d'expériences a priori désagréables les premières fois, inscrit une représentation progressivement modulée dans la zone de la mémoire émotionnelle, donc une capacité d'adaptation à ces situations.

L'éducation alimentaire, comme tous les autres aspects de l'éducation, a donc pour but de favoriser des expériences multiples, accompagnées par la présence et l'affection parentales, et de permettre d'intégrer sans émotions excessives les moments de stress, les moments de colère ou de peur, les désirs excessifs et la peur du manque. La meilleure façon de faire accepter des aliments nouveaux à un enfant de 18 mois est de lui en présenter très souvent, tous les jours, sans jamais créer une pression pénible. L'attribution cérébrale de l'expérience est liée à un jugement en termes de plaisir-déplaisir. S'il a le temps de les regarder, de les sentir, de les jauger, de goûter à peine, sans jamais être forcé ; s'il voit son entourage en manger (neurones miroirs et comportement de socialisation), un jour ou l'autre, il y viendra. Pour faire plaisir, et pour se faire plaisir.

Comme pour le sommeil (et la sexualité, chez l'adulte), l'alimentation se doit de répondre au désir, à un désir en équilibre – individuel et en société – et non à des réactions primaires de besoins ou à des chantages affectifs. Il n'y a pas d'urgence, il n'y a que des émotions, ressenties de façon plus ou moins urgente et un corps qui ne saura jamais dire ce dont il a réellement besoin. Il ne sait qu'une chose, il cherche à apaiser ses propres émotions pour se procurer le maximum de plaisir.

Si nous désirons modifier la dynamique de cet immense complexe, il n'y a qu'une possibilité : ralentir. Reprenons l'analogie avec les grands échangeurs autoroutiers à multiples niveaux et embranchements. Si la vitesse est très grande, la densité des informations énormes, toute une série de « véhicules » coincés dans la densité du trafic ne suivront pas la bonne trajectoire et n'arriveront pas à bon port. Les conducteurs stressés, furieux, chercheront leur chemin dans ce dédale, le meilleur chemin vers l'objectif qu'ils s'étaient fixé, et souvent n'y arriveront pas. Ils perdront un temps fou. Pour l'efficacité du système, il est indispensable de limiter la vitesse et le nombre de véhicules accédant à l'échangeur.

De la même manière, notre cerveau et ses réseaux ont besoin de moins de vitesse et de moins de véhicules.

Moins vite, c'est moins boosté par les émotions. Toutes les techniques d'apaisement intérieur, de calme, de joie tranquille peuvent être mises à contribution. Les philosophies humaines ont inventé leurs moyens de « zen ». Encore faut-il le vouloir.

Moins d'informations, voudrait dire moins de sollicitations sensorielles ou d'horaires, ou de motivation sociale. Arriver à déprogrammer un peu la gigantesque production de stimulations dans laquelle nous vivons. Fermer les yeux devant les publicités, éviter les vitrines trop alléchantes, les nourritures biaisées. Donc créer du calme, du calme, encore du calme et pour des années !

L'évolution des données dans notre mémoire émotionnelle correspond à des processus extrêmement lents. L'incroyable finesse et l'ahurissante complexité des régulations ne seront jamais modifiées en peu de temps par une décision intellectuelle arbitraire. Il y a trop d'éléments, trop d'organes différents et de réglages hormonaux en jeu. La volonté n'y pourra jamais changer grand-chose pour ce qui concerne nos pulsions vitales, et c'est tant mieux…

Puisque à l'âge adulte les dés sont plus ou moins jetés (le moindre changement demande des mois et des années d'entraînement et de reprises), conclusion logique : agissons dans l'enfance. Créons l'environnement affectif, les modèles qui seront en équilibre pour la vie qui sera la leur. Nous n'avons pas pu éviter dans nos cerveaux d'adultes les changements brutaux de paradigme : peur de manquer, nourriture étalée partout, publicités*… Nous pouvons déconnecter ce lien en partie pour eux qui nous succéderont.

Entre 1992 et 2004, une large expérience pilote sur douze ans a été lancée dans le nord de la France, région très défavorisée où l'obésité et le surpoids des adultes sont nettement supérieurs à la moyenne nationale. Puisque la prise de poids après 3 ans (que l'on appelle souvent rebond d'obésité) est un marqueur fort de risque à l'âge adulte, la question posée était celle des moyens de prévention chez l'enfant. La totalité des enfants de deux villages, Fleurbaix (95 %) et Laventie (98 %), était incluse dans l'étude. Le groupe « témoin » était constitué par les enfants d'autres villes des environs où aucune action n'était menée. Tous les habitants ont été impliqués : parents, enseignants, médecins locaux, médecins scolaires, pharmaciens, puis dans un deuxième temps les associations sportives et culturelles, commerçants, élus locaux… Pendant les six premières années, l'action a juste consisté en une éducation nutritionnelle théorique à l'école et

* Nous ignorons actuellement le retentissement de la nourriture « virtuelle » envoyée au cerveau par les publicités, les affiches, les spots télé… Pourrons-nous déconditionner nos enfants (puisqu'il n'y a pas d'interactions) pour que les images n'aient pas le même impact que la réalité ?

à tester la qualité des connaissances acquises. Les enfants récitaient parfaitement les divers types de nutriments, leurs avantages et inconvénients, les bases de l'équilibre alimentaire. Pourtant rien n'a changé dans leurs courbes de poids (surveillance d'IMC). Le pourcentage de surpoids des enfants des deux villages était parallèle à celui des villes avoisinantes.

Les six années suivantes, toute la population s'est impliquée dans l'éducation et l'accompagnement nutritionnel des enfants de Fleurbaix et Laventie. Ce n'étaient plus de simples paroles, mais une modélisation différente des comportements.

Les chiffres parlent d'eux-mêmes. Dans les villages où rien n'a été fait, le taux de surpoids des enfants est *double* de celui des villes ayant participé.

Notre faim n'est pas un simple conditionnement cérébral. Elle est un dialogue incessant entre les différents organes du corps, le tube digestif, le pancréas, le tissu graisseux... Pour la clarté de cet ouvrage, j'ai choisi de séparer dans les deux prochains chapitres deux circuits de prise alimentaire.

Un circuit du désir, de la prise immédiate de nourriture, de la *satiété à court terme* et de la *satisfaction.*

Un circuit long, à moyen terme, celui de la *régulation* du maintien du poids corporel et du fonctionnement optimal de nos organes.

Ces deux circuits ne mettent pas en jeu les mêmes organes, les mêmes tissus, les mêmes régions cérébrales. Mais en réalité ils fonctionnent en totale synergie. Le choix de les séparer est artificiel, uniquement pour faciliter la compréhension.

Nous n'aurons rien compris à notre faim si nous n'arrivons pas à concevoir tout l'ensemble (ces deux circuits et le pilotage cérébral) comme un fonctionnement systémique, une globalité en équilibre où la moindre commande retentit sur toutes les autres.

Nous connaissons un bon nombre de commandes périphériques, d'hormones, de neurotransmetteurs, de gènes impliqués. Préparons-nous pour tous ceux qui seront découverts dans les décennies à venir.

7

La faim d'un repas à l'autre

> « Si les animaux ont un instinct, les hommes, eux, ont une histoire dont ils sont les acteurs.
> La nature ignore les notions de bien et de mal. »
>
> Boris Cyrulnik.

Nous avons vu que les deux principales raisons qui nous poussent à manger sont des raisons cérébrales inconscientes liées soit à des désirs sensoriels (vue, odeur, imagination d'un bon plat…), soit à un conditionnement horaire (nos heures habituelles de repas). Le stress, quant à lui, va perturber ces signaux, souvent les majorer, plus rarement les inhiber. Des informations internes (température cutanée, glycémie, taux de lipides circulants…) ont le même rôle, mais plus tardif. Or notre corps est prévoyant. Il anticipe le manque et la variation des constantes biologiques en donnant, via le circuit de la récompense, une nette priorité temporelle au désir et à sa satisfaction.

Il convient de lire ce qui va suivre comme un dialogue, un va-et-vient intensif entre les viscères digestifs d'une part et le cerveau profond d'autre part.

Le dialogue tube digestif-cerveau

Avant de piloter activement les commandes, le cerveau a besoin de moyens d'information efficaces. Ceux dont il dispose, venant du milieu intérieur, sont précis : la glycémie, le niveau de glycogène hépatique et de tissu adipeux brun, la tension artérielle, la température du corps, etc.

Pourtant les signaux venant de l'extérieur vont prédominer. Comme le disait si bien Lévi-Strauss, pour qu'un aliment soit bon à manger, il faut qu'il soit bon à penser. Nous pourrions ajouter qu'il faut qu'il soit bon à ressentir, qu'il mette notre corps en état de désir… ce qui n'est pas difficile !

À la simple idée de nourriture, nous jaugeons instantanément la qualité et le volume des aliments envisagés et l'intérêt qu'ils représentent pour nous, informations immédiatement traduites par le cerveau émotionnel en termes de désir, donc de plaisir possible.

Notre cerveau profond reçoit des informations sur les variations de la lumière extérieure. Il en déduit les heures, donc les horaires habituels de nos repas. Il en déduit aussi l'écoulement des saisons, donc la venue prochaine du froid et de la disette, ou celle de l'été et de son abondance alimentaire. En mixant ces données, l'hypothalamus va déclencher les signaux de faim pour maintenir les constantes corporelles au plus près de ce dont il a l'habitude.

C'est pourquoi les signaux de faim apparaissent à horaires fixes (même lorsque les réserves sont pleines après un bon repas : pour ne pas perturber les habitudes) ; devant une vitrine alléchante ou à l'évocation d'un aliment bien-aimé (pour apporter encore plus de plaisir) ; pour tenter de fuir un malaise émotionnel (conscient ou inconscient) ; ou insensiblement pour augmenter nos rations caloriques en automne, etc. Redisons-le : *notre programmation la plus profonde est d'éviter le déplaisir par tous les moyens, et de fournir à notre cerveau un niveau satisfaisant d'hormones de plaisir.*

Comment notre cerveau nous donne-t-il faim ?

Les signaux de faim sont des réactions du corps. Quel que soit le motif qui l'a décidé à les lancer, le cerveau va provoquer diverses réactions provoquant des sensations parfaitement reconnaissables.

Il augmente la production des glandes salivaires. C'est le cercle « saliver nous donne faim, avoir faim nous fait saliver ».

Il oriente le débit sanguin vers le tube digestif, donc il y en aura un peu moins pour le cerveau et les muscles. Cela provoque une sensation de tête vide et de fatigue, d'où une envie de manger.

Il provoque une légère stimulation de l'insuline pour induire un *changement minime mais rapide* de la glycémie. Ce changement, par voie réflexe sous la dépendance du système nerveux sympathique, va créer les réactions que nous connaissons bien : tremblements, gargouillements gastriques, crampes d'estomac, malaise, tête lourde, fatigue, plus ou moins ressentis selon nos habitudes émotionnelles. Ce qui provoque ce réflexe, ce n'est pas le niveau de sucre sanguin qui peut être normal ou élevé, mais sa variation rapide.

Anatomie du circuit

Les nutriments avalés descendent tout au long du tube digestif d'où ils seront progressivement absorbés dans la circulation qui va vers le foie. À chaque niveau : estomac, duodénum, pancréas, intestin grêle, côlon, correspondent des activités enzymatiques spécifiques (fragmentation et digestion des molécules) et des informations hormonales ou neurologiques qui remontent au cerveau profond. Nous n'y pensons pas assez : *les aliments, tous les aliments, vont directement au foie et uniquement vers lui.* La circulation « porte », très bien nommée (c'est la porte d'entrée), draine le sang du tube digestif vers le foie. La composition du sang de la veine porte est donc directement liée aux heures des repas, aux capacités de digestion et d'absorption intestinale. Elle varie en fonction de la composition qualitative et quantitative des repas.

Cette circulation porte ne communique pas avec la circulation dite générale qui distribuera ensuite les nutriments à l'ensemble du corps. Entre les deux, le « gouvernement central » : le foie, véritable verrou et centre décisionnel entre les deux circulations. Ce que nous mesurons dans une prise de sang au laboratoire, ce n'est pas ce que nous avons mangé, mais le résultat du travail efficace du foie.

Conséquence logique : que nous mangions à heures fixes ou grignotions sans cesse change la composition du sang dans la veine porte uniquement. Le foie s'adaptera toujours pour redistribuer les nutriments (ou les stocker) en maintenant constante la composition de la circulation générale. Contrairement aux diktats de nos habitudes, les repas espacés à heures fixes ne sont que des adaptations culturelles, pas des nécessités biologiques.

Le démarreur gastrique

La première manifestation se situe dans l'estomac : les cellules de la paroi vont sécréter la ghréline*, seule hormone orexigène (qui ouvre l'appétit) circulante connue. Son taux plasmatique augmente rapidement en cas de jeûne ou de retard alimentaire. Découverte en 1999, on lui connaît actuellement plusieurs rôles[1].

Elle participe à l'équilibre du glucose et à sa petite variation glycémique préprandiale** (c'est-à-dire avant un repas). Elle agit localement sur la motricité et la sécrétion acide de l'estomac, donc prépare la digestion. Elle est un activateur de sécrétion de l'hormone de croissance*** et favorise à ce titre l'augmentation de la masse musculaire. Pourtant, elle a un mécanisme inverse de la GH (hormone de croissance, sécrétée par l'hypophyse) sur les graisses car elle participe au stockage adipeux : avoir faim favorise donc la prise de poids… ! On ne connaît pas encore le mécanisme poussant à cette adiposité (ralentissement de l'activité, appétit sélectif vers les sucres… ?).

La sécrétion de ghréline s'arrête rapidement dès que des aliments pénètrent dans l'estomac. Cet arrêt annonce au cerveau : « Ça y est, le repas est commencé. » Donc pour l'appétit, la ghréline ne joue qu'un rôle déclencheur et ne régule en

* *Ghre* est la racine indo-européennne pour le mot *grow*, « croître » en anglais. La ghréline stimule la sécrétion de l'hormone de croissance.

** La ghréline agit aussi sur la fonction cardiovasculaire, l'immunité et l'inflammation. Certains troubles de ces équilibres après les régimes pourraient être en partie liés à son excès de sécrétion face à la restriction alimentaire ou au jeûne.

*** Sécrétagogue de l'hormone de croissance = GHS.

rien une quantité. Mais rappelons-nous qu'avoir faim facilitera le stockage.

L'entrée d'aliments dans l'estomac stimule, par voie nerveuse, toute la motricité de l'intestin. Celui-ci se contracte, s'active pour « faire de la place ». C'est ce que l'on appelle le réflexe gastrocolique. Les jeunes enfants l'annoncent sans vergogne, réclamant d'aller à la selle au milieu du repas. Il semble que l'éducation nous pousse ensuite à ne plus tenir compte de ce signal. Il existe toujours, mais nous l'avons effacé de notre conscience. Curieux déni.

L'estomac aura un rôle mécanique tardif dans la satiété lorsqu'il informera le tronc cérébral, par voie nerveuse automatique réflexe, du poids des aliments qui distendent sa paroi.

Premier frein au niveau de l'estomac, la leptine gastrique

Il existe au niveau gastrique un balancier hormonal : ghréline pour déclencher le repas, leptine pour le freiner. Quand des aliments pénètrent dans l'estomac, en une quinzaine de minutes la paroi gastrique sécrète un « flash » de leptine qui induit un effet de satiété à trois niveaux[2].

1. Elle agit en synergie avec la cholécystokinine (CCK) sécrétée presque simultanément par le duodénum en stimulant via le nerf vague les récepteurs à CCK. Cela entraîne apaisement, sensation de bien-être.

2. Elle favoriserait l'absorption intestinale des protéines digérées (en mobilisant vers les parois cellulaires des entérocytes un transporteur spécifique) au détriment des lipides. Ce mécanisme lui donnerait un rôle dans le contrôle de la prise énergétique.

3. Elle rejoint le noyau paraventriculaire dorsomédian de l'hypothalamus et stimule la sécrétion de peptides anorexigènes, donc a un rôle cérébral direct sur la satiété.

La leptine gastrique joue un rôle à court terme sur la quantité de nutriments ingérés au cours d'un repas. C'est une action transitoire, peu intense, ne durant que quelques minutes. L'effet de la CCK pancréatique qui lui est presque synchrone est beaucoup plus intense.

À cette arrivée d'aliments dans l'estomac va répondre une cascade étagée le long du tube digestif de déclenchements neurohormonaux. Chacun joue un rôle dans la sensation de satiété, donc de l'arrêt de la prise alimentaire.

L'étape pancréatique

Dès que la digestion salivaire puis gastrique des glucides commence, le taux sanguin glycémique monte, suivi d'une élévation rapide de l'insuline, produite par les cellules bêta du pancréas. L'insuline agit selon deux mécanismes. Dans l'organisme, elle permet l'entrée du glucose donc un apport d'énergie immédiat dans toutes les cellules, et sa transformation en lipides en cas d'excès d'apports. Moins connue est son action centrale, directe, sur le cerveau. Contrairement à la plupart des hormones périphériques, l'insuline n'est pas arrêtée par la barrière méningée (donc le taux atteignant le cerveau est directement lié au taux sanguin) et pénètre librement dans toutes les aires cérébrales, jusque dans les noyaux profonds. Au niveau thalamique, elle a une action d'apaisement, d'antistress. Au niveau du noyau arqué de l'hypothalamus, elle stimule la sécrétion de peptides anorexigènes[3] (qui coupent la faim) de manière dose-dépendante, c'est-à-dire directement proportionnelle à son taux sanguin, donc cérébral.

Première information désagréable : malheureusement, cette régulation est fragile. En cas de régimes pauvres en glucides, le cerveau annule la fonction anorexigène de l'insuline et donc son rôle dans l'arrêt des prises alimentaires. Cette transformation semble non réversible et rendrait les individus définitivement incapables de réguler ultérieurement la prise alimentaire de glucides, lors de la reprise d'une alimentation normale. *Il existerait donc après les régimes hypoglucidiques des hyperphagies « automatiques » cérébralement induites par perte de cette régulation insulinique.*

Deuxième information tout aussi négative : l'action cérébrale directe de l'insuline explique l'inefficacité[4] des « faux sucres ». Normalement, le circuit de la récompense se laisse facilement leurrer. Il s'apaise si une vague imitation d'un produit calme son désir. Il est le centre de l'effet placebo, l'effet positif d'un médicament que l'on *croit* avoir pris alors qu'il s'agissait d'une molécule inactive ou qu'on l'avait oublié sur la table. Hélas, pour le sucre, si le goût entraîne quelques instants de satisfaction, la réaction insulinique cérébrale ne se produit pas. La commande va donc être celle d'augmenter les apports pour trouver du vrai. Et nous mangerons trop pour en trouver.

L'étape duodénale

Dès que les aliments acidifiés par leur passage gastrique et contenant des lipides franchissent le pylore, le duodénum à son tour sécrète dans le sang la cholécystokinine (CCK). Celle-ci a une double action.

Au niveau local elle freine la motricité gastrique et referme partiellement le pylore, stimule les récepteurs enzymatiques et mécaniques de l'estomac, la sécrétion pancréatique exocrine (enzymes de la digestion) et la contraction de la vésicule biliaire, donc étale sur la durée la vidange de l'estomac et augmente les enzymes digestives. Ces deux actions complémentaires favorisent l'efficacité de la digestion des lipides et des protéines.

Au niveau cérébral, elle se fixe sur le tronc cérébral et la région ventromédiane de l'hypothalamus. Elle joue un rôle puissant dans le contrôle de l'anxiété et des émotions.

À noter : la sécrétion de CCK est directement liée à la quantité d'énergie lipidique ingérée, en particulier de lipides *insaturés*. Son effet sur la satiété sera donc meilleur en cas de prise alimentaire de lipides de haute valeur diététique, moins bon devant des graisses saturées (beurre, graisses d'animaux terrestres, huile de palme...) ou resaturées artificiellement*.

L'étape intestinale

Le circuit de satiété lié à l'ingestion et à la digestion de protéines a été décrit en 2012[5]. Dans l'intestin grêle, elles sont dégradées en petites particules nommées oligopeptides[6] en quantité proportionnelle à l'énergie protidique ingérée.

Dès leur passage dans le sang, ces peptides sont reconnus par des récepteurs opioïdes sur la veine porte. Ceux-ci transmettent un signal nerveux vers l'hypothalamus via le nerf vague et les neurones médullaires. En réponse, l'hypothalamus déclenche un épisode de néoglycogenèse donc remonte la glycémie, ce qui stoppe la faim.

* On dit hydrogénées sur les étiquettes ; il s'agit surtout de graisses solidifiées sous forme de margarines.

L'étape des nutriments sanguins circulants

Les lipides circulant[7] dans le sang se lient avec un transporteur enzymatique, la coenzyme A, pour former une molécule, l'AGLC-coA[8]. Cette substance a trois actions au niveau cellulaire : elle permet la combustion des AGLC* comme substrat énergétique des cellules, favorise leur transformation en lipides complexes à partir des AGLC et est *anorexigène* en agissant comme un signal d'indigestion[9]. Des enzymes catalysant les réactions chimiques de l'utilisation oxydative des AGLC ont aussi une action anorexigène.

Le circuit cérébral de la récompense

Nous venons de le voir succinctement, ces divers mécanismes agissent par interactions avec plusieurs zones de l'hypothalamus : noyau arqué, noyaux dorso- et ventromédians, noyau suprachiasmatique. Leurs prolongements neuroendocriniens interagissent entre eux et stimulent les zones latérales de l'hypothalamus, région du circuit de la récompense. Il y a libération dans tout le cerveau de *dopamine*, neuromédiateur de l'apaisement, du plaisir, et de l'apprentissage reposant sur la récompense. Cette sécrétion est de faible intensité, ne dure que quelques minutes**. D'où apaisement temporaire, diminution du stress et… multiplication des désirs de recommencer !

* Petit rappel : acides gras libres à longue chaîne.

** Beaucoup plus faible qu'en cas de stimulation de cette région par des drogues opioïdes qui créent une dépendance par « surdosage » en dopamine.

Parallèlement à la libération de dopamine, il y a sécrétion d'*endorphines*. Ces morphines naturelles sont sécrétées dans l'axe hypothalamo-hypophysaire au cours des situations d'efforts intenses (compétition sportive, course), de grand plaisir (orgasme, bon repas) et de grande douleur (accouchement par exemple). Leurs sites d'action sont les récepteurs opioïdes, présents dans le cerveau, la moelle épinière et le tube digestif. Elles participent à la satiété, créant une euphorie et une intense sensation de plaisir. Là encore, des récepteurs dans tout le cerveau harmonisent et régulent les autres neuromédiateurs et donc nos diverses fonctions.

L'action de ces deux médiateurs de la satisfaction est inhibée par le stress (catécholamines) et par l'alcool ; deux circonstances bien connues de retard anormal de la satiété.

À noter : l'étape gastrique est parfois inexistante ou non ressentie. Le simple désir immédiat conduit au comportement moteur semi-automatique de prendre et avaler l'aliment, sans presque s'en rendre compte. Vous ne réalisez que vous venez d'avaler la tablette qu'au moment où le dernier carré de chocolat, la dernière cacahuète attirent votre attention… !

La satiété, à tous les niveaux, est surtout procurée par l'apport de sucres et de graisses. Sur le long terme, la satiété par les protéines ne joue plus*. Un morceau de jambon maigre sera toujours nettement moins satisfaisant qu'un chocolat ou un morceau de saucisson !

* Un régime hyperprotidique n'est pas « tenable » sur le long terme.

Quand la faim devient addiction

Il n'existe aucun frein biologique, aucune limitation au fonctionnement de ce circuit court. Si la satisfaction n'est pas ressentie (esprit occupé à autre chose, devant la télé par exemple), si le stress continue à perturber l'équilibre hypothalamique inconscient, si la pulsion-désir n'est pas contrôlée (limitation de la disponibilité des aliments, éducation), les prises alimentaires répétées, même minimes chaque fois, pourront devenir tout à fait excessives.

En 2004, une équipe de chercheurs de Philadelphie[10] a eu l'idée d'analyser sous IRM les réactions aux fringales. Le désir irrépressible de nourriture active les mêmes zones cérébrales que l'alcool ou les drogues. En cas d'excès de stimulations (alcool, drogues, aliments gras et sucrés), les récepteurs dopaminergiques du circuit de la récompense se bloquent. « On a beau s'empiffrer, on n'a toujours pas la récompense… » Le cortex préfrontal n'arrive plus à contrôler la compulsion alimentaire. Plus l'individu essaie de restreindre son envie, plus elle devient violente. Tous les autres mécanismes de faim et de satiété sont dépassés. Seul persiste le manque absolu, non négociable, la pulsion non contrôlable de se remplir.

L'énergie et l'utilisation des nutriments au quotidien

Il nous faut de l'énergie disponible pour tout : pour bouger, remuer, pour rester à 37 °C, pour fonctionner au niveau de chacun de nos organes : digérer, respirer, filtrer nos urines, fabriquer des nouveaux tissus ou réparer les anciens, se défendre contre les infections ou les agressions chimiques, pour penser, rêver, pour que vive chacune de nos cellules... bref, la distribution doit être permanente, alors que nos repas sont éloignés les uns des autres. Le défi physiologique est donc de maintenir une composition du sang remarquablement stable, malgré des apports discontinus. Cela signifie que les mécanismes de distribution, de stockage et de redistribution immédiate sont très performants. Complexes et efficaces. Le sang n'est qu'un lieu de passage, une sorte de distributeur à composition constante des nutriments. Le grand chef d'orchestre des transformations et des régulations est le foie. Mais quels sont nos fournisseurs d'énergie au quotidien ?

La lenteur de la digestion

Nos prises alimentaires multiples dans la journée et leur digestion pendant de longues heures dans l'estomac et l'intestin assurent des apports réguliers vers le foie. Apports de chacun des nutriments et micronutriments. Les apports de jour sont légèrement excédentaires, compensés par un léger déficit au cours de la nuit (mais le corps au repos consomme beaucoup moins).

La composition du sang de la veine porte est directement liée aux heures des repas, aux capacités de digestion et d'absorption intestinale. Elle varie en fonction de la composition qualitative et quantitative des repas et de la durée de la digestion.

La gestion centralisée du foie

Le foie reçoit tout, traite tout, transforme et répartit. Il assure la gestion des apports, sélectionne les priorités de stockage, commande les moments de déstockage, transforme des éléments inutilisables en déchets éliminables, et laisse filtrer la « juste quantité » régulière de glucose, acides gras, cholestérol et d'acides aminés dans le sang. Aucun nutriment n'est diffusé directement dans l'organisme. Ils sont tous contrôlés étroitement par le foie.

Après gestion hépatique, la circulation générale, directement activée par la pompe cardiaque, distribue le sang « alimenté » par le foie (et les poumons). Dans cette circulation, irriguant tous les organes et tous les tissus, la composition du sang est remarquablement constante (tant que le foie n'est pas débordé, encrassé, déréglé par les apports alimentaires excessifs ou inadaptés, ou par une pathologie métabolique). Tous les métabolites sanguins sont fixes : le glucose, les lipides (triglycérides et cholestérol), les protéines sous forme dégradée en acides aminés. La circulation générale conduit également vers les reins tous les déchets du métabolisme hépatique (urée, acide urique…) et ceux du métabolisme cellulaire de tous les tissus.

Une simple analyse de sang permet donc de juger du bon fonctionnement du foie, de l'intensité des déchets et de l'efficacité de l'épuration des reins.

Les aliments pour l'énergie

Lorsque les aliments arrivent par la veine porte au niveau du foie, celui-ci se sert en premier. Cela signifie qu'il recharge immédiatement, de préférence à partir des sucres s'il y en a, sa réserve de glycogène. Ainsi, quoi qu'il puisse advenir, il remplit la plus prioritaire des sécurités, le volant d'énergie pour tenir dans les périodes entre les repas. Lorsque le glycogène central est rechargé, le sucre passe dans le sang périphérique où il permet de recharger rapidement, et dans un ordre précis, le tissu adipeux brun, le glycogène cérébral, le glycogène musculaire. Lorsque toutes les réserves périphériques sont pleines, une sécrétion majorée d'insuline va induire la transformation en graisses de tous les apports excessifs (même ceux de protéines !). Le rôle de l'insuline est de faire recharger le glycogène, puis de faire pénétrer le sucre dans les cellules périphériques pour leur fonctionnement, enfin de gérer les excès en les stockant dans les adipocytes. Ainsi sont évités les pics glycémiques et favorisés tous les mécanismes d'épargne d'énergie.

Si l'organisme reçoit d'autres sucres que le glucose, il peut toujours, de manière chimiquement très simple et économique, les transformer en glucose.

Si le repas n'apporte pas d'éléments glucidiques, le foie qui a toujours les mêmes priorités va induire la transformation immédiate des autres aliments en glucose. C'est un travail métabolique, mais c'est aussi une urgence pour le fonctionnement du corps. Les graisses, les protéines, vont être transformées en glucides : pour maintenir la glycémie et remplir les réserves prioritaires. Cela signifie qu'il y aura moins d'acides aminés et de triglycérides utilisables pour la construction et l'entretien des parois cellulaires. Si les quantités disponibles ne sont pas suffisantes, au bout de plusieurs jours où il a tenté tous les moyens d'économies possibles, l'organisme finira par puiser dans ses tissus et dans ses réserves. Dans les muscles pour trouver des protéines, dans les adipocytes pour trouver des triglycérides.

En cas de carence alimentaire, ou de jeûne, dès les premières heures l'énergie tirée des protéines est prioritaire sur la consommation du glycogène.

Si les apports sont abondants mais inadaptés, incomplets, n'apportant pas assez d'acides aminés et d'acides gras dits « essentiels » (ceux que le corps ne peut pas synthétiser à partir d'autres produits) l'organisme ne pourra que détruire des tissus précieux qui en contiennent pour satisfaire aux besoins de renouvellement des cellules, tout en stockant sous forme de graisses les excès inadaptés et ce qu'il n'arrive pas à dégrader.

La glycémie

Le sucre sanguin (glycémie) permet l'apport continu, constant, d'énergie pour le fonctionnement de toutes les cellules du corps. Il sert de carburant au système énergétique intracellulaire (mitochondries). Les différentes fonctions de construction, épuration, sécrétion, des cellules peuvent alors être assurées.

Le taux de sucre sanguin est remarquablement stable : 1 gramme par litre (± 0,25).

Un gramme par litre, ce n'est pas une réserve. Ce n'est que l'équivalent d'un morceau de sucre, soit 4 kcal. Pour 5 litres de sang chez l'adulte, il n'y a donc que 20 kcal. Un organisme au repos complet, en équilibre thermique, au cerveau endormi (métabolisme de base), consomme 40 fois plus, soit 800 à 1 000 kcal par jour. Donc le sucre sanguin seul nous permettrait de survivre moins de… trente minutes au repos, une à trois minutes en activité ! Si le foie n'assure plus son travail de distribution de glucose, puis si nécessaire d'autres carburants, la mort n'est qu'une question d'heures.

	Effort maximal en g/ h	Au repos jeûne 12 heures en g/ h	Au repos jeûne 8 jours en g/ h	Au repos jeûne > 40 jours en g/ h
Cerveau	5	120	45	22
Muscles	300	30	5	5
Reins	1,6	30	5	5
Sang	1,5	34	34	34

Consommation de glucose par les organes[11].

Le glycogène hépatique

Le glycogène hépatique est un moyen – chimiquement très simple – de stocker et de relarguer du glucose. La meilleure façon de le décrire c'est de le comparer à un long collier de molécules de glucose attachées les unes aux autres par un mécanisme enzymatique très simple mais très riche en énergie. Les molécules forment des chaînes linéaires de huit à dix, puis se ramifient sur un carrefour à trois voies.

Dès que du glucose est disponible dans la circulation sanguine, la chaîne de glycogène s'allonge (glycogenèse). Chaque fois qu'il est nécessaire de remettre du glucose dans le sang de la circulation générale, les perles du collier se détachent (glycolyse), libérant dans le sang non seulement du glucose mais aussi des métabolites riches en énergie.

Le glycogène est donc une réserve dynamique, toujours en construction et déconstruction.

Ces réactions sont immédiates à la moindre variation de la

glycémie. Il faut un peu d'insuline pour former les chaînes de glycogène mais aucune hormone n'est nécessaire pour libérer le glucose. Sauf en cas d'efforts intenses ou d'hypoglycémies sévères : dans ces cas, la libération sera fortement stimulée par le glucagon (hormone pancréatique de sécurité glycémique), les glucocorticoïdes (sécrétés par les surrénales) et l'hormone de croissance (GH, sécrétée par l'hypophyse). Le stress physique déclenche les catécholamines. Celles-ci atteignent des récepteurs hypothalamiques qui à leur tour déclenchent les hormones hyperglycémiantes.

Par un réseau de fibres nerveuses, l'hypothalamus postérieur est informé en continu du taux de glycogène présent. Il n'est pas question de laisser baisser la réserve, même de façon transitoire. Dès qu'elle est à peine entamée, le cerveau profond donne deux ordres complémentaires : l'ordre de manger et celui de ralentir. Apparaissent donc les signes de faim et les signes de fatigue : somnolence, lenteur des mouvements, apathie relative.

Si le glycogène n'est pas rétabli et que les apports alimentaires restent faibles, l'organisme va pousser à dormir pour favoriser la recharge en glycogène (maximale en sommeil lent). Tous les montagnards le savent, au sommet d'une montée difficile, il y a ceux qui mangent, ceux qui dorment, et ceux qui font les deux !

La réserve de glycogène hépatique représente environ 100 à 150 g soit, après le repas, 5 % à 10 % du poids du foie. Au cours d'une activité normale, dans une atmosphère d'équilibre thermique, il faut de 18 à 36 heures pour consommer 90 % des chaînes de glycogène. Or les signaux de faim sont beaucoup plus précoces. C'est dès 10 % environ de baisse du stock qu'apparaissent les premiers signaux de faim adressés par le cerveau profond. En ralentissant l'activité et les métabolismes, en baissant la température corporelle, le glycogène hépatique permet de maintenir le métabolisme basal jusqu'à cinq jours environ. C'est la raison pour laquelle l'arrêt des prises alimentaires amène en quelques heures des sensations de fatigue, de somnolence et, très vite, de froid : on économise l'énergie pour rester sur les réserves dynamiques. C'est aussi la raison pour laquelle les personnes fournissant un effort intense ont très vite faim et mangent à intervalles rapprochés, de préférence des produits glucidiques.

Lorsque l'alimentation n'apporte longuement aucun glucide, l'organisme va être obligé de puiser dans d'autres réserves pour fabriquer du glucose et reconstruire le glycogène (néoglycogenèse). Dans un premier temps – un à cinq jours environ –, il consommera ses protéines musculaires ; puis les graisses périphériques (lipolyse). Ce dernier mécanisme n'est jamais immédiat, il a une inertie de mise en route importante.

Chez l'enfant et l'adulte non sportif, il faut habituellement quatre à cinq jours pour que se déclenche l'utilisation des graisses, qui s'arrête d'ailleurs instantanément au moindre apport de sucre. Le glycogène se remplit et la lipolyse s'arrête.

Redisons-le, c'est important : dans les régimes hypoglucidiques, même très courts, dès les premiers jours ce sont les muscles qui trinquent et paient la note.

Glycogène cérébral et travail intellectuel

Le glycogène cérébral est une minuscule réserve, située dans les cellules gliales, à proximité des neurones. Les quelques grammes contenus dans ces cellules sont utilisés et reconstitués continuellement. La réserve est pleine lorsque le cerveau est au repos, et se vide très vite dès l'éveil. Indépendant de l'insuline, le glycogène cérébral a une régulation purement locale.

Dès que l'activité cérébrale augmente, puisque ce glycogène local ne peut assurer qu'une sécurité très brève de quelques minutes, l'organisme met en route d'autres mécanismes de sécurité :

• L'augmentation de la circulation sanguine cérébrale par orientation préférentielle du débit sanguin vers le cerveau. Qui dit plus de sang dit plus de glucose disponible ;

• La capacité pour le cerveau d'utiliser comme carburant les lactates produits par l'effort musculaire et la dégradation du glycogène des muscles. Ainsi, dès que l'activité physique est intense, le cerveau économise le glucose et se nourrit des déchets produits par le métabolisme musculaire ;

• Le cerveau peut aussi très facilement se nourrir d'un autre déchet, les corps cétoniques, produits de la dégradation des graisses. Normalement, chez l'adulte, ces déchets ne représentent qu'une part infime des dépenses énergétiques du cerveau (moins de 1 %). En cas de jeûnes prolongés, avec l'apparition d'une cétose, les corps cétoniques seront utilisés par le cerveau en proportion de leur dosage sanguin. Merveilleuse adaptation à la naissance, la combustion des corps cétoniques est intense les premiers jours de vie, représentant l'un des mécanismes de sécurité du nouveau-né.

Ainsi, par ces trois sécurités exceptionnelles, le cerveau peut fonctionner normalement même dans les situations exceptionnelles d'efforts physiques ou de carence alimentaire.

Le glycogène musculaire et l'activité physique

L'activité dynamique du corps et le travail puissant des muscles de la motricité volontaire nécessitent des disponibilités énergétiques importantes. Les fibres musculaires striées renferment donc la plus importante réserve de glycogène : jusqu'à 400 g, soit trois fois plus que le foie. Cette réserve est plus grande quand les muscles sont régulièrement entraînés, et nettement majorée chez les grands sportifs. Il existe en effet un mécanisme de surcompensation : si le glycogène musculaire est fortement consommé, il s'en reconstruit davantage dans les jours qui suivent. Nous fonctionnons sur trois modalités différentes :

• Dans une activité lente, les muscles puiseront dans le sang le sucre disponible ;

• Pour une activité prolongée de moyenne intensité, ils utiliseront le glycogène présent à l'intérieur même des fibres musculaires striées ;

• En cas d'efforts exceptionnellement intenses, très rapides, ceux dont le corps n'a pas l'habitude, c'est à nouveau le sucre sanguin, donc le glycogène hépatique qui fournit l'énergie.

Le glycogène musculaire ne peut pas être transformé en glucose sanguin, il ne permet pas de remonter la glycémie. Il n'existe pas dans les muscles l'enzyme (G6PD) qui permettrait la transformation du glycogène en glucose au cours des étapes de la transformation métabolique. Le glycogène local est donc dégradé pendant l'effort :

• en acide pyruvique (le pivot central de transformations vu au chapitre 2) qui fournit l'énergie en présence d'oxygène (mécanisme aérobie) ;

• en acide lactique si l'oxygène apporté aux muscles est insuffisant (mécanisme anaérobie). L'inondation d'acide lactique dans les muscles donne des crampes et des courbatures.

Néanmoins, il est possible de reconstituer du glycogène dans un deuxième temps à partir de l'acide pyruvique.

Le glycogène musculaire a un usage strictement local, pour l'activité des fibres musculaires qui le contiennent. Il fournit de l'énergie aux muscles en proportion de leur contenu, donc de leur entraînement et de la qualité des apports alimentaires précédant l'effort.

Seuls les muscles directement entraînés se chargent en glycogène. S'entraîner à la course à pied ne crée pas de grosses réserves dans les épaules. Faire des haltères ne remplit pas les quadriceps des cuisses… Pour une réserve globale, il faut entraîner *tous* les muscles du corps.

Seuls les grands sportifs travaillant sur la durée (marathoniens, tennismen, footballeurs…) arrivent quand ils sont très entraînés à mobiliser les graisses des stocks sous-cutanés (adipocytaires) au bout de quelques heures d'effort, pour compléter leurs apports énergétiques. Là encore, le restockage sera prioritaire.

La soif et les aliments pour l'équilibre de l'eau

Notre corps a besoin d'eau, son constituant principal : 65 % à l'âge adulte, 75 % chez le nouveau-né, jusqu'à plus de 80 % chez le prématuré (et 99 % chez la méduse !). Nous sommes d'abord de l'eau. Et cette eau nécessite un équilibre absolu.

Chacune de nos cellules a un niveau fixe d'hydratation qui ne peut en aucun cas être modifié, sous peine de troubles graves du métabolisme cellulaire, donc du fonctionnement de nos organes. Une carence en eau qui atteindrait l'intérieur même des cellules (déshydratation intracellulaire) est extrêmement grave. Pour l'éviter, *telle une éponge dans un récipient d'eau, les organes, les tissus baignent dans un milieu aquatique* (eau extracellulaire), riche en sels minéraux. Ce milieu extracellulaire est alimenté en permanence par le sang, qui lui-même puise son eau et les sels dans le tube digestif. Le diamètre des vaisseaux sanguins, leur degré de relâchement ou de constriction va jouer un rôle dans la distribution des liquides, soit vers le milieu extracellulaire s'il est en manque, soit vers les reins pour les éliminer. Tout cela en maintenant une tension artérielle quasi constante. Le réglage de ces paramètres est donc permanent.

Le milieu extracellulaire peut augmenter de façon physiologique de 0,5 % du poids du corps environ. Il n'est pas rare de prendre en quelques heures 2 à 3 kg en cas de rétention d'eau importante. Cette eau est amenée à disparaître elle-même très vite dès que la fonction rénale en aura la disponibilité. En effet notre « station d'épuration » a parfois d'autres priorités, ou est entravée. Dès que les conditions de l'environnement changent : chaleur brutale, exposition au froid, hypopression d'altitude ou de dépressurisation (avion), nous stockons de l'eau et des sels juste par sécurité, « au cas où... » ! Dès que possible, cette eau sera éliminée.

La diminution physiologique d'eau du milieu intérieur reste dans les mêmes limites : 1 à 4 % du poids du corps (soit en gros 700 à 2 800 g pour un adulte de 70 kg). Au-delà de 5 %, il y a début de déshydratation qui nous « altère ». À 10 % la déshydratation est sévère ; à 20 % l'état du corps est dramatique car le milieu intracellulaire lui-même ne peut plus être maintenu. Tous les liquides du corps sont concentrés, les urines deviennent rares, les taux sanguins de sodium et autres sels minéraux deviennent toxiques. Pour éviter ces risques, et maintenir les niveaux hydriques des différents compartiments du corps, nous adaptons plusieurs fois par jour les appels de soif aux dépenses de l'organisme. La soif apparaît dès une perte de 1 à 2 % donc toujours *préventivement*, pour nous désaltérer.

Les dépenses en eau sont relativement peu liées au fonctionnement intérieur. En revanche les consommations liées aux déperditions extérieures varient énormément en fonction de la température extérieure et des efforts physiques (transpiration), en fonction du degré de sécheresse de l'air et de la finesse de la peau (air sec, vent, climatisation). Plus l'air est sec et ventilé, plus la peau est fine et plus on perd de l'eau de façon invisible, par le mécanisme d'évaporation appelé la perspiration insensible*.

Pour adapter nos apports en eau aux besoins des organes et à nos dépenses, nous disposons de toute une série de paramètres. D'abord la soif, le besoin de boire qui apparaît, comme nous l'avons dit, presque immédiatement.

On va aussi chercher plus d'eau dans le seul compartiment qui en a en réserve : l'intestin. Les selles sont plus dures lorsque l'apport en eau est insuffisant.

---

* Vous pouvez faire cette expérience simple : en vous couchant, après avoir uriné, vous vous pesez. Le lendemain matin, dès l'éveil, et avant d'uriner, vous vous repesez. La différence est habituellement de plus de 500 g, perdus par la respiration et par la peau. Si vous éliminez vos urines puis vous repesez, vous faites près de 1 kg de moins que la veille au soir…

On peut manger salé pour retenir l'eau dans le corps par action osmotique. Concentrer les urines en augmentant la réabsorption de l'eau par les reins. Pour la même quantité de déchets à éliminer (en particulier l'urée), les reins peuvent éliminer des quantités d'eau variant dans un rapport de un à dix : de 100 g à un litre par exemple. Ils ont donc une marge de manœuvre importante pour récupérer de l'eau.

On peut encore contracter les vaisseaux sanguins pour qu'une partie du volume sanguin circulant diffuse vers le milieu extracellulaire. Les variations d'hydratation du corps qui retentissent sur le volume sanguin modifient le calibre des vaisseaux, et demandent donc une adaptation de la tension artérielle. Tout un travail cardiovasculaire qu'il est important de limiter aux conditions exceptionnelles.

On peut diminuer la fréquence et l'amplitude respiratoire, parce que l'air que nous expirons sort de nos poumons avec une forte buée, donc très humide. On peut enfin économiser, autant que faire se peut, l'eau éliminée par la peau.

Ces deux dernières régulations n'ont qu'un effet minime. Elles sont prévues pour le maintien de la température corporelle beaucoup plus que pour l'hydratation.

Les apports en eau, réguliers et abondants sont donc indispensables à notre équilibre. Nous ne pouvons rester sans boire plus de quelques heures (selon l'environnement extérieur et les consommations qu'il impose).

La soif est notre besoin prioritaire. Les signaux de soif sont donc précoces, rapprochés, vite très intenses. Les symptômes de malaise apparaissent aux premiers temps de diminution de l'eau extracellulaire, en prévention de toute diminution du bain de sécurité de nos cellules. La soif est, redisons-le, un signal préventif, avant tout degré de déshydratation. *La soif est une sécurité.* La faim qui l'accompagne (et souvent la remplace) vient parfois d'un appel de sels minéraux, ou plus souvent d'une confusion profonde des signaux.

Il n'y a rigoureusement aucun risque à boire trop (s'il s'agit d'eau évidemment). Les apports excessifs hydratent l'intestin et font uriner davantage, des urines plus diluées. Dans la limite du raisonnable, cela n'a aucune importance.

En dehors de pathologies dont nous ne parlerons pas ici, il existe chez certaines personnes une « fringale d'eau » que l'on appelle potomanie. Il s'agit bien d'une fringale, d'une folie d'absorption pour compenser un vide existentiel inconscient. Il ne s'agit pas de besoin en eau mais d'une « soif de remplissage » tout à fait anormale.

Il est intéressant de préciser ici que les chiffres régulièrement trouvés de boisson nécessaire chaque jour sont absolument fantaisistes. Aucune étude n'a jamais prouvé que 1,5 litre par jour est le minimum nécessaire, ni même une bonne moyenne. C'est un chiffre largement répandu par les diététiciens (et les distributeurs d'eau minérale !), car il correspond justement au volume d'une bouteille… Pour une personne au repos, dans une atmosphère tempérée, pas trop sèche, consommant une alimentation variée (également riche en eau), ce chiffre est probablement trois fois trop important. En cas de déplacement, dans un désert torride, il faut parfois compter plus de 5 litres par personne. Les mineurs de fond des mines de charbon descendent dans le puits surchauffé avec 10 à 12 litres chacun par jour.

Les aliments pour se réchauffer

Schématiquement, il existe deux moyens de fabriquer de la chaleur : brûler du carburant, ou effectuer un travail musculaire qui échauffe.

Du sucre pour chauffer

Nous connaissons tous le *travail musculaire* pour nous réchauffer. Battre des mains, sauter dans ses chaussures, se frictionner activement, courir, effectuer des mouvements puissants, faire du sport… Ces gestes et bien d'autres sont des producteurs de chaleur conscients et volontaires. Pour ne pas mourir de froid, il ne faut pas s'endormir : « Qui dort est mort », se répétaient les soldats de la Grande Armée napoléonienne en déroute, ne jamais s'arrêter et bouger sans relâche.

De façon involontaire, notre corps peut aussi fabriquer de la chaleur en frissonnant. Tous les muscles centraux du corps se contractent de façon spasmodique, sous commande de l'hypothalamus postérieur. Le frisson est un excellent moyen de produire de l'énergie calorique (quatre fois plus que le métabolisme basal), mais il consomme une énorme quantité d'énergie glucidique, donc les réserves de sucre et de glycogène hépatique. Il épuise l'organisme en très peu d'heures.

En d'autres termes, en remuant nous pouvons fabriquer de la chaleur par le travail de nos muscles striés, donc à partir du glycogène musculaire. S'il se vide, les signaux de faim ne tarderont pas et les apports alimentaires le rechargeront rapidement. Le frisson, lui, est un mécanisme exceptionnel de défense, efficace très peu de temps, réservé à des situations extrêmes puisqu'il vide le glycogène hépatique. Quelques heures à frissonner (quelques minutes pour certaines personnes fragiles) et un malaise grave peut survenir.

Heureusement, il existe pour maintenir notre 37 °C un carburant sélectif, toujours disponible car toujours rempli en priorité par le foie, juste après son glycogène.

Le chauffage central ou thermogenèse lipidique

Pour « faire du feu » et empêcher nos corps de refroidir, il existe une *chaudière à feu continu*, le tissu adipeux brun (TAB), régulée par un excellent thermostat central. Le carburant : des graisses qui – comme nous le savons tous – ont la propriété de se consumer vite et bien, en fournissant chaleur et lumière (bougies, lampes à huile). Les stocks du TAB, comme ceux du glycogène, sont facilement utilisables (en temps réel, en fonction des besoins du thermostat), et sont rechargés en priorité. Donc *le froid déclenche la faim.* C'est un stockage profond, dans l'axe du corps, à l'arrière du cou, sur les épaules, le long de la colonne vertébrale, près de l'aorte, autour des reins et des glandes surrénales, donc strictement invisible sur la silhouette.

Le tissu adipeux brun ne sert qu'à produire de la chaleur, c'est une véritable citerne de carburant. Tous les autres tissus peuvent conserver l'énergie, la recycler pour la réutiliser au niveau même de la cellule. Le tissu adipeux brun, au contraire, fournit vers l'extérieur toute l'énergie qu'il produit.

Il est, semble-t-il, branché sur un circuit sanguin exceptionnel, qui alimente, donc réchauffe, en priorité les organes nobles : le cerveau, le foie, les reins. C'est là un merveilleux moyen de protéger du froid les régions les plus importantes, en cas de relative pénurie…

Cette réserve-là est particulièrement abondante chez les animaux hibernants : les marmottes, les loirs, les hérissons, les grenouilles, les tortues, les castors, les moufettes, certaines souris ou chauves-souris. L'hibernation, c'est baisser la température du corps de plusieurs degrés (descendre de 38 °C à 35 °C environ), en véritable position « hors gel ». Tous les organes sont au ralenti, le métabolisme au plus bas, l'activité réduite à presque rien. Il est le mode de régulation thermique, très économique, des longs mois d'hiver où l'organisme ne lutte plus, ne bouge plus. C'est lui qui empêche les animaux de mourir de froid pendant leur long sommeil. Ils brûlent leurs réserves de graisse au ralenti, en dormant, et survivent ainsi aux grands froids d'hiver où, éveillés, ils n'auraient pu trouver de nourriture sous la neige et la glace…

Les humains, comme les ours, les blaireaux, les ratons laveurs et les opossums sont des semi-hibernants : ils diminuent leur activité et leur fréquence cardiaque, mais très peu leur température corporelle et peuvent se réveiller facilement. Chez les semi-hibernants, le tissu adipeux brun peut représenter 0,5 à 5 % du poids du corps et a la propriété d'augmenter jusqu'à cinq fois son poids en cas de nécessité. Son volume s'adapte par :

• sélection génétique : selon nos origines lointaines, de pays chaud ou de pays glacé, nos possibilités de stockage sont programmées dans nos chromosomes ;

• sélection épigénétique : le stockage sera d'autant plus important que la mémoire du corps a connu des hivers rigoureux. Il existe un souvenir sur plusieurs générations. Nous préparons notre descendance à survivre dans l'environnement qui est le nôtre ;

• sélection environnementale : la personne qui travaille dans la neige et le froid stocke plus de TAB que celle qui travaille sur écran dans un bureau surchauffé. Évident !

Nous savons aussi que chez les petits mammifères homéothermes (vivant à température constante) le TAB se met en route dès les premières heures après la naissance en réponse au choc thermique de la sortie utérine.

Que se passe-t-il quand nous avons trop chaud ?
Pour maintenir dans des limites physiologiques notre corps à 37 °C, il n'existe qu'un mécanisme efficace : perdre de l'eau, des sels minéraux (la sueur est salée), perdre le maximum d'eau. De façon passive pour ne pas activer de métabolisme. Transpirer, aérer la peau, respirer plus vite, fuir les atmosphères humides, uriner davantage.
Toute cette régulation de l'eau explique la soif dès que nous avons chaud, la multiplication des boissons et du désir de boire dès que notre corps lutte. Dans le même temps, la chaleur nous amène à diminuer les efforts physiques, à ne plus bouger, à ralentir tout travail musculaire, afin de ne pas fabriquer de chaleur supplémentaire. Ah, l'apéro et le farniente des jours d'été… Ce n'est pas de la paresse, c'est un besoin physiologique !

Les aliments pour le plaisir du Crocodile

Même quand tout va bien, sans efforts physiques, sans trop d'émotions, dans une atmosphère tempérée, notre Crocodile nous pousse à chercher de la nourriture tout au long de la journée. Pourquoi, mais pourquoi donc veut-il toujours quelque chose à se mettre sous la dent ?

L'expression populaire est très claire. Il s'agit d'apporter au corps du *plaisir*, le plaisir de se remplir la bouche, le plaisir des mouvements des mâchoires et de la langue, le plaisir qui accompagne la salivation, le plaisir physique intense des goûts préférés. Le plaisir inconscient aussi de sentir un estomac qui se remplit, de la cholécystokinine qui se répand, celui du tube digestif qui se contracte pour activer l'élimination des selles afin de laisser place aux nouveaux nutriments. Le plaisir convivial de recevoir et de donner de la nourriture. Si le plaisir survient, les neuromédiateurs cérébraux se mettent en action, régulent les fonctions archaïques, les émotions. Tout s'apaise.

Or qu'est-ce que le plaisir alimentaire, sinon de retrouver des sensations connues, répertoriées, choisies ? Le plaisir, c'est celui du déjà-mangé, déjà-dégusté. Ce qui, depuis notre naissance, a provoqué, directement ou par la douceur de l'accompagnement parental, un apaisement. Ce qui a rassuré puis satisfait nos ancêtres préhistoriques et leur a laissé penser qu'ils y trouvaient force et puissance.

Tout cela procède par tâtonnements depuis des millénaires à l'échelle de l'humanité et par tâtonnements individuels depuis notre naissance. Il n'y a pas de réglage des besoins sur un autre mode. La diététique moderne qui tente de nous faire croire qu'il nous faut chaque jour « tant de pour cent » de chaque type de nutriments ne s'appuie que sur des calculs théoriques vides. Pas sur un individu vivant, remuant, rêvant, cherchant à se réchauffer, à courir plus vite ou au contraire à ne plus bouger… S'il avait vraiment fallu chaque jour une alimentation « équilibrée » telle qu'on cherche à nous l'inculquer, et si la minceur avait été depuis l'origine un gage de santé, l'espèce humaine n'aurait pas survécu !

Or connaît-on ce qui nous donne du plaisir ? Nous le retrouvons dans toutes les civilisations du monde autour de quelques invariants absolus. Il y a les mises en bouche très « mouillées » (boissons, sauces, végétaux crus, lait, bouillies, compotes, les coquillages salés et iodés…) ; les aliments sucrés (sucres, céréales, pains) ou acides (dégradation des sucres) repérés pour satisfaire très vite le Crocodile affamé qui veut reconstituer son glycogène ; enfin pour encore plus d'onctuosité et encore plus de réserves, les plats gras, glissants, pleins de goûts et de saveurs, les viandes grasses, les fritures… Nous aimons aussi le craquant car les végétaux et les noix de toute sorte craquaient sous la dent avant de se laisser déguster. Et pour plus de sensations en bouche, le pétillant, les eaux gazeuses, qui font sourire les papilles. Ces invariants physiologiques sont ceux de toute notre espèce. Seule leur préparation diffère, est affaire de cuisine pour tous ceux qui en ont fait un art : la gastronomie.

En résumé : le déclenchement du désir est inscrit au plus profond de nos histoires, celle des chasseurs-cueilleurs « grignoteurs » qui réagissaient à la moindre découverte de nourriture. Les horaires et le volume des repas sont culturellement construits par l'éducation. Le déclenchement automatique conduit à un comportement partiellement volontaire.

L'action du circuit court se joue sur quelques heures. Elle peut se répéter à intervalles très brefs.

Dans notre société de disponibilité alimentaire et de dressages éducatifs poussant plutôt à finir son assiette qu'à se restreindre, s'il n'existait que le circuit court archaïque que je viens de décrire, nous deviendrions tous, très vite, obèses. Il existe donc des freins, des limitations des prises pour maintenir le corps en équilibre. Pour maintenir et contrôler les systèmes de réserves. Nous allons le voir très en détail dans le chapitre suivant, tout en gardant à l'esprit (redisons-le) que ces deux niveaux de fonctionnement sont dans la réalité étroitement intriqués.

8

La faim et les régulations au long cours

> « Si vous êtes sûr de comprendre tout ce qui se passe, vous êtes irrémédiablement à côté de vos pompes. »
>
> Walter Mondale.

Au quotidien et sur des temps courts, notre organisme fonctionne donc sur les aliments quotidiens et les *réserves mobiles, dynamiques*, glycogène et tissu adipeux brun. Elles se déchargent entre les repas, se remplissent au premier apport ; elles se consument très vite si nous faisons des efforts physiques ou avons froid, et se renouvellent d'urgence dès que nous mangeons. Le balancier est bien rodé. Puisque nous mangeons souvent, grâce à nos appels de faim de « grignoteurs-cueilleurs-jouisseurs », aucun risque de nous mettre en déficit.

Pourtant le travail de Crocodile-cerveau ne s'arrête pas là. Son « job » est de prévoir le pire, d'assurer les hypothèses négatives au long cours. De nous replacer dans notre identité d'humanoïde ayant traversé les siècles. Il va donc manager une dimension d'équilibre qui nous dépasse absolument, celle des *réserves fixes*, les indéracinables, son trésor de guerre. Il percevra les nécessités, traitera les informations dans sa mémoire d'il y a cent mille ans et décidera le corps à exécuter ses ordres, tout cela avec un minimum de participation volontaire de notre part (la partie motrice de l'acte de se nourrir est tellement mécanique, automatique…). Comme ses décisions s'étendent sur des mois ou des années, nous avons peu de chances de nous en apercevoir. Sauf à compter les nutriments dans l'assiette ou à monter religieusement sur une balance, nous ne verrons pas le poids perdu au cours d'un régime remonter insensiblement dès que les apports reprennent (même diminués !). Rappelons-nous qu'en trois à cinq ans, 95 % des personnes reprennent et souvent dépassent le poids perdu. Chaque fois que nous entravons le fonctionnement du système de réserves, Crocodile se vengera, et se vengera méchamment, en créant s'il le faut des pathologies définitives…

Vous l'avez compris au chapitre 2, la survie des individus et des groupes humains était liée au cours des siècles à la capacité de réserve du corps, à l'adaptation de ce niveau de réserve à l'environnement, aux efforts physiques et à la disponibilité des aliments. Le tout modulé par les saisons. Il convenait d'être ni trop gros pour rester mobiles, ni trop minces pour résister aux disettes et famines. Donc d'avoir des stocks exceptionnels, en prévision de difficultés exceptionnelles… et uniquement pour ces moments-là.

L'équipement de stock et son adaptation permanente nécessitent un dialogue constant entre le cerveau et le système de réserve, surtout le tissu graisseux. Il nous faut donc envisager cette régulation au long cours, les réserves et les redistributions. Nous ne sommes là qu'un humain parmi d'autres, maillon de notre espèce que nous ne pouvons nier. Les régulations sont celles de nos chromosomes, de nos hormones, mais par un circuit (différent de celui de nos faims de chaque jour) que nous décrirons longuement : le circuit au long cours, la régulation du *set point*.

Qui commande à la maison ?

Le trésor stocké est tellement précieux qu'il n'est pas question de laisser au cerveau ou à quelque autre organe les décisions sur sa disponibilité. Les graisses de stocks sont d'abord *surveillées... par elles-mêmes* ! Le chef d'orchestre est la cellule graisseuse (adipocyte) qui va dialoguer avec tout le reste du corps, en fonction de ce qu'*elle* décide.

On a longtemps cru que les cellules graisseuses n'étaient que des sacs dans lesquelles les graisses de surcharge étaient passivement déposées ou récupérées. Il n'en est rien.

Les adipocytes sont des cellules extrêmement complexes, véritables glandes à actions multiples[1]. Elles sécrètent plusieurs hormones appelées adipokines : la leptine, l'adiponectine, l'adiposine, la résistine, et plusieurs dizaines d'autres facteurs. Leur paroi est couverte de récepteurs membranaires actionnés par les hormones ou peptides circulant dans le sang – plus de récepteurs que dans les autres tissus du corps. Elles participent au métabolisme des autres fonctions d'homéostasie, la thermorégulation, l'équilibre de la tension artérielle, le contrôle indirect (via le foie et pancréas) de l'efficacité de l'insuline et la régulation glycémique, la bonne oxydation des acides gras donc la protection contre l'athérome ; elles ont enfin un rôle dans les processus immunitaires, dans la coagulation et la prévention des thromboses. En cas d'anomalies du tissu graisseux (obésité, pollution chimique ou médicamenteuse, diminution rapide lors de régime), diverses réactions pathologiques d'ordre inflammatoire et immunologique ne tarderont guère.

Parlons d'abord de la faim des adipocytes. Commençons par l'axe prioritaire, l'axe *leptine graisseuse/mélanocortine cérébrale.*

La leptine

Du mot grec *leptos* qui signifie mince, elle est la première adipokine découverte dans le tissu adipeux vers 1973.

Nous avons vu son nom dans un mécanisme d'action au niveau de l'estomac, où, sécrétée par la paroi de celui-ci en flash bref lors de l'introduction d'aliments, elle annonce l'arrivée d'aliments et le déclenchement de la cascade de réactions digestives de satiété.

La même molécule de leptine est sécrétée *en permanence* par le tissu graisseux sous-cutané* (graisses blanches) *en proportion directe du volume de ce tissu.* Si les réserves baissent, le taux sanguin de leptine baisse. Si les réserves remontent, le taux remonte. Si les réserves sont énormes, les taux sanguins de leptine aussi. On peut donc dire que la leptine est un marqueur direct du taux de graisses sous-cutanées.

La leptine sécrétée par les adipocytes est la base de régulation du poids corporel ou plus exactement de la quantité de tissu graisseux sous-cutané. Son rôle, véritable autocontrôle de ce tissu sur lui-même, est de maintenir une stabilité *quantitative.* Cette action s'inscrit sur le long terme, est en perpétuel rééquilibrage, autour d'une moyenne physiologique spécifique

---

* Les graisses abdominales semblent ne pas en produire, donc ne sont pas comptabilisées dans la régulation.

de chaque individu, le fameux *set point*. Ce système dure toute la vie, avec une lente évolution progressive des réserves graisseuses liées aux variations hormonales et à l'âge. De la fin de l'adolescence jusqu'à la vieillesse, notre poids ne devrait pas varier de plus d'un kilo tous les dix ans*…

Le tissu graisseux sous-cutané

Il n'a pas pour vocation première l'utilisation énergétique active. Il est posté là pour de tout autres raisons.

D'abord pour *arrondir les angles*, donner de la souplesse et du rebondi au corps, des formes suggestives, rendre la peau lisse et brillante. Au-delà du simple aspect esthétique dont Crocodile n'a probablement rien à faire (puisqu'il est affaire de mode !), la répartition des graisses permet une reconnaissance immédiate, même de loin, du sexe de celui que l'on croise et partiellement de son état de santé. Au temps des cavernes et des grandes migrations, ne pas se rapprocher inutilement d'un danger potentiel ou se rapprocher opportunément d'un partenaire sexuel améliorait la probabilité de survie ; de soi et du groupe.

Le principal rôle du tissu sous-cutané est celui d'*isolant thermique.* Il permet de diminuer les pertes d'eau à travers la peau, et de diminuer la pénétration du froid. Nous pouvons organiser ainsi plusieurs centimètres de tissu isolant tout autour du corps et des organes nobles. Les graisses isolantes sont prévues par l'hypothalamus pour nous permettre de résis-

---

* Ce mécanisme extrêmement complexe peut être perturbé pour de multiples raisons, sur lesquelles les recherches scientifiques concernant l'obésité se multiplient dans l'espoir de trouver des moyens de prévention et de traitement.

ter passivement au froid*. Comme pour nos maisons, meilleure est l'isolation, moins sont élevées les dépenses de carburants… L'isolant est beaucoup plus abondant chez les personnes dont la mémoire du corps (et celle de leurs aïeux) a connu des hivers rigoureux. Plus abondant aussi en cas d'hypothyroïdie, maladie qui justement dérègle la thermorégulation et ne permet plus, ou mal, le réchauffement par combustion.

Normalement, avec le printemps et la remontée de la lumière, une partie de ces graisses peuvent se relarguer un peu spontanément. L'organisme aura toutefois tendance à se garder un stock d'avance au cas où une pénurie viendrait à gêner le stockage pour l'hiver suivant. C'est là l'une des causes absolument physiologiques de la prise de poids progressive avec le passage des années.

Les isolants sont les graisses impossibles à éliminer par un simple régime. Si on les réduit par la volonté, elles reviendront ; lentement mais sûrement. Ou alors brutalement, à la suite d'un choc émotionnel ou d'une maladie, parfois des années après l'amaigrissement, alors que l'on croyait la situation « consolidée ». Elles ne sont pas là pour rien. Notre cerveau reptilien y tient comme à la prunelle de ses yeux puisqu'elles représentent une sécurité inconsciente contre des risques « à venir » ou des souffrances inconscientes (le froid devait être une souffrance terrible). Quand la vie est calme et les émotions douces, n'avez-vous pas tendance à mincir ? La « fonte des neiges » au début d'un amour en est un bon exemple. Quand les hormones de stress sont élevées, Crocodile inconscient n'analyse pas le type de détresse : il y a des hormones de stress, il stocke,

* Pour parfaire l'isolant, les humains à peau glabre ont pris l'habitude de protéger leur peau sous d'épaisses fourrures animales, ou de multiples lainages, en ne laissant à l'air que le bout du nez ou la pointe des doigts.

augmente les réserves. On *se nourrit au cortisol*… Quand on pense aux angoisses des femmes qui n'arrivent pas à maigrir au cours des régimes : c'est juste ce qu'il leur faut pour… grossir !

Nous l'avons vu longuement au chapitre 2, les graisses sont nos poubelles, vraies décharges où s'accumulent tous les produits *ingérables* qui ont pénétré en nous. Un vrai bain d'huile de saletés ! À ne toucher sous aucun prétexte, ce serait trop dangereux.

Les graisses sous-cutanées – malgré l'importance des stocks chez la plupart d'entre nous – ne sont des greniers à énergie qu'en cas de situation extrême : disette prolongée, régime (très restrictif) après plusieurs jours de lutte (inconsciente) du corps pour éviter d'y toucher. Au cours des famines, il était favorable d'avoir des stocks, seuls les plus gros survivaient.

Les femmes enceintes les augmentent pour être capables d'allaiter leur petit un certain nombre de mois, même si une famine inattendue supprimait les apports. Là encore, si elles ne servent pas au petit, ces graisses ne vont pas repartir bêtement dans la nature. Les systèmes enzymatiques de déstockage ne sont organisés que vers le lait. A priori, elles resteront… C'est l'une des raisons de limiter la prise de poids pendant la grossesse. Inutile de remplir des stocks qui ne serviront pas. Inutile de favoriser la déviation vers les mécanismes de stockage. La surveillance du poids a aussi pour but d'éviter les excès de sucres et de graisses dans l'alimentation, ce qui pourrait déclencher un diabète gestationnel et avoir un retentissement négatif sur la santé de l'enfant pour toute sa vie. D'où les conseils de restriction donnés aux futures mères, parfois de façon bien… autoritaire !

Il y a une seule exception, en dehors de la disette, pour utiliser les graisses de stocks pour l'énergie au cours de l'effort : celle des très grands sportifs, faisant des efforts intenses dans la durée (plusieurs heures), donc les cyclistes, tennismen, marathoniens, montagnards… Au cours de ce type d'effort, s'ils sont très entraînés, les graisses isolantes peuvent servir à l'énergie après consommation du glycogène musculaire. Mais uniquement tant qu'ils s'entraînent *tous les jours*. Sinon cette capacité disparaît en quelques semaines.

Il est important de noter que seules les graisses blanches sous-cutanées produisent de la leptine. Les graisses abdominales parfois gigantesques chez certains humains n'en produisent pas et ne sont donc pas comptabilisées dans la régulation de l'appétit.

La balance leptine-poids ou « lipidostat »

Si la masse grasse et la leptine sont à leur point d'équilibre, la satiété est régulée, de nombreuses fonctions du corps sont à leur optimum, en particulier la thermogenèse, l'action de l'insuline, les fonctions thyroïdiennes et surrénales, les mécanismes immunologiques de défense anti-infectieuse et antiallergique, et toute une cascade de régulation hormonale en particulier ovarienne. Le poids du tissu graisseux ne varie pas, lipogenèse (stockage) et lipolyse (utilisation) sont en équilibre.

En cas de diminution des apports alimentaires, le corps va tout mettre en action pour éviter le pillage des réserves. Alerte générale, les *warnings internes* se mettent à clignoter. Immédiatement la température corporelle et l'énergie baissent. L'organisme consomme des protéines musculaires et du glycogène pour maintenir le fonctionnement. Puis vers le cinquième jour de carence, la masse grasse commence à baisser ; le taux de leptine sanguine aussi*. Tous les mécanismes pour

* La leptine baisse jusqu'à 50 % de son taux habituel après huit jours de régime restrictif ! Si cela se reproduit plusieurs fois, la baisse sera de plus en plus lente.

augmenter la faim et la tolérance à de grandes quantités d'aliments sont béants pour favoriser des apports importants, provoquant parfois de véritables « rages de bouffe ». L'absorption intestinale des aliments et les mécanismes de restockage sont maximaux. Cela au détriment des équilibres endocriniens ou immunologiques du corps qui pourront être sérieusement voire durablement perturbés. Lorsque les apports reprendront, il y aura un *décalage dans le temps* entre le restockage (rapide) des graisses et la remontée (très lente) de la leptine. Pendant plusieurs semaines (plusieurs années disent certaines études) les appels de faim seront majorés par le taux de leptine resté plus faible qu'à son niveau antérieur.

À l'inverse, si la masse grasse est élevée et dépasse son seuil, la leptine augmente. La faim diminue, l'absorption des aliments aussi, l'activité physique et la thermogenèse sont majorées, la sensibilité à l'insuline s'améliore. On se sent « en forme ». On mange moins, on consomme plus d'énergie en brûlant les graisses, donc on évite de stocker. Mais si l'on continue quand même à trop manger, il faudra bien ranger les apports excessifs quelque part. Ce sera dans l'abdomen ou les seins, régions où les graisses peuvent s'accumuler en très grande quantité, sans contrôle limitant de la leptine.

Donc la leptine, selon son taux sanguin, est soit le principal frein à l'amaigrissement, soit un frein (moins efficace) à l'adiposité. Elle est notre facteur de stabilité.

Nous verrons plus loin que cette régulation physiologique peut être dépassée et que la leptine en excès lors de prise de poids graisseux excessif aura de nombreux effets délétères.

Quand le tissu graisseux « parle » au cerveau

L'hypothalamus est *le* pilote de l'ensemble des constantes cérébrales permettant l'équilibre homéostatique et la reproduction. Il coordonne aussi les réponses automatiques en situation d'agression et contrôle la libération des hormones de stress…

La leptine vers ses récepteurs hypothalamiques

Le relais d'identification de la leptine est le *noyau arqué*, le plus petit des noyaux à la base de l'hypothalamus sous le troisième ventricule. Comme pour l'insuline, il n'y a pas de barrière hématoencéphalique de la leptine (sécrétée par l'estomac ou par le tissu adipeux) : elle pénètre librement *proportionnellement à son taux sanguin* et s'oriente vers le noyau arqué, centre stratégique de premier ordre, en communication directe avec le sang donc les signaux périphériques.

Le noyau arqué présente deux zones de récepteurs, adressant vers le noyau ventromédian des neuromédiateurs à effet inverse : orexigènes (qui ouvrent l'appétit) quand la leptine baisse*, anorexigènes quand la leptine monte**. Dans le noyau ventromédian, le récepteur est nommé récepteur 4 de la mélanocortine (MC4R). L'axe leptine-mélanocortine est le principal axe connu de régulation des prises alimentaires et du poids.

L'activation de MC4R joue un rôle clé dans le maintien de

* Représentée pour les peptides NPY e AgRP.

** Représentée pour les POMC et CART.

l'homéostasie énergétique et est associée à la suppression de la prise alimentaire. Les anomalies génétiques ou fonctionnelles de MC4R sont la première cause connue d'obésité génétique familiale*.

Il est facile de comprendre que les sécrétions de leptine en provenance du tissu graisseux – permanentes et à fortes doses – sont prioritaires sur celles provenant de l'intestin – intermittentes et vite inactivées. Le centre de la satiété sera donc surtout régulé par les adipocytes.

Le noyau arqué est aussi, nous l'avons dit, le lieu d'action cérébrale de l'insuline. Les aires cérébrales concernées par l'insuline et la leptine, les deux hormones non arrêtées par la barrière hématoencéphalique, sont donc exactement les mêmes, mais les médiateurs mis en jeu sont différents.

L'étape cérébrale globale de la régulation

À partir du MC4R ventromédian, tous les noyaux communiquent entre eux puis avec l'ensemble du cerveau. Avant de renvoyer les signaux de satiété, chaque région cérébrale profonde va avoir son « mot à dire ».

Le noyau suprachiasmatique dira si, à cette heure-là, il est bon ou non de manger beaucoup (satiété plus longue la nuit)**.

Le dorsomédian relaie l'information sur le niveau des hormones de stress et les minéralocorticoïdes.

---

* Des lésions du noyau ventromédian sont à l'origine d'obésités massives, par absence de satiété.

** On décrit des interactions mélatonine-leptine. D'où peut-être la fréquence de surpoids chez les insomniaques.

Certains neurones du noyau arqué informent du taux de glucose circulant.

La région préoptique amygdalienne et le nerf optique enregistrent les stimulations « désir » toujours actives : goût, vue d'aliments.

Le paraventriculaire informe de la situation fonctionnelle de la thyroïde et des surrénales (cortisol), ainsi que des hormones sexuelles*.

L'hypothalamus latéral, traversé par le circuit de la récompense, donne le niveau de « ressenti-plaisir ».

L'insula gère la mémoire émotionnelle.

Ce n'est qu'après avoir enregistré toutes ces données, vérifié qu'elles sont compatibles avec un bon fonctionnement de la thermorégulation, de l'équilibre hydroélectrolytique, de la bonne gestion des stocks et d'un état immunologique et émotionnel satisfaisant que le MC4R, centre de la satiété ayant intégré chaque donnée, donnera son verdict : rassasié *or not* rassasié. L'information sera alors diffusée à l'ensemble du corps via le tronc cérébral et la moelle.

Les autres adipokines

Parmi les hormones adipocytaires, il nous faut parler de l'adiponectine. Sa concentration sanguine est corrélée directement au volume graisseux. Un taux élevé (en situation de *set point*) favorise l'utilisation du glucose par les cellules (rôle antidiabétique) et favorise la libération des acides gras libres, donc leur

---

* Les modalités de stockage sont différentes chez les hommes et les femmes, et pour chacun en fonction de leur âge, donc de leur statut hormonal gonadique.

déstockage pour la construction cellulaire ou l'énergie. Des études semblent prouver que son administration a un rôle thérapeutique dans le diabète de type 2 et le syndrome métabolique. Cela marche dans l'expérimentation animale. Reste à le démontrer chez l'humain, ce qui serait une avancée thérapeutique majeure.

En résumé : les hormones sécrétées par le tissu adipeux jouent un rôle majeur dans le contrôle au long cours du système de réserves du corps et dans la modulation des prises alimentaires. Par elles, la régulation de la faim s'articule au mouvement permanent entre les deux systèmes énergétiques : le système apports-réserves, et le système réserves-redistribution.

Nous n'avons fait ici qu'une description sommaire (très incomplète et simplifiée), suffisante pourtant pour réaliser que notre équilibre est mille fois plus complexe qu'une simple équation entre les entrées et les sorties. Le calcul « diminuer sa ration de 900 kcal par jour peut faire maigrir de 100 g par jour* » est non seulement faux mais totalement idiot. Toucher une seule donnée, c'est mettre en déséquilibre *tous* les fonctionnements du corps. Tout est prévu pour nous protéger contre nous-mêmes. L'instinct de survie primera toujours sur les vagues motivations culturelles ou esthétiques. Un changement se heurtera obligatoirement à la programmation absolument instinctive qui met en jeu tout l'équilibre hormonal et neurohormonal, nos émotions inconscientes et notre besoin irrépressible de plaisir. Contre eux, notre pauvre volonté et nos raisonnements rationnels seront toujours perdants. L'observation quotidienne nous démontre que dans ces régulations, le système apports-réserves est toujours

* Parce que 1 g de lipides, c'est 9 kcal.

plus puissant que le système réserves-distribution. Il est facile de grossir. Presque impossible de maigrir durablement. Recommander à la légère de maigrir est un conseil moyenâgeux que les médecins avertis ne devraient guère se permettre !

Les désordres pathologiques des dysrégulations

L'obésité est une *maladie* de l'appétit, un dérèglement très complexe dont l'origine n'est que rarement connue. Il est indiscutable que l'obésité favorise les pathologies inflammatoires ou cardiovasculaires (athérome et hypertension) et qu'il vaudrait mieux ne pas être trop gros. Si le désordre est programmé « en haut », il n'est guère possible d'intervenir par un régime quel qu'il soit. On ne pourrait qu'aggraver la situation*.

Nous l'avons bien compris, les mille réglages sont connectés les uns aux autres. En toucher un seul, c'est déclencher l'alerte générale et tout l'équilibre se met en vrille. Mais les dérèglements peuvent venir de paramètres inévitables, cérébraux ou périphériques, induisant des pathologies souvent imbriquées.

La résistance à l'insuline

C'est, nous l'avons vu, une pathologie complexe liée à l'incapacité des cellules à consommer du glucose. Elles ne l'utilisent plus pour leur fonctionnement énergétique et préfèrent le

---

* Bien entendu, nous ne parlons pas ici des obésités génétiques familiales qui ne sont pas notre sujet. Restons au niveau de l'équilibre hormonal et de ses dysfonctionnements.

stocker sous forme graisseuse. Les muscles s'atrophient, surtout les cellules qui consomment prioritairement du glucose, donc insulinodépendantes. Les mécanismes souples de régulation glycogène-glucose, tant au niveau du foie que des muscles, sont perturbés. Le pancréas s'épuise à fournir de plus en plus d'insuline pour tenter de réguler les besoins des cellules. Malgré les taux élevés d'insuline, les cellules manquent de carburants glucidiques d'où fatigue, douleurs musculaires au moindre effort (donc encore plus d'immobilité), faim intense répétée et excès alimentaires. Ces excès et l'hyperinsulinisme lui-même, puisque c'est aussi son rôle, favorisent de plus en plus les stockages graisseux au détriment du fonctionnement énergétique normal. Avec l'âge, la plupart des personnes atteintes par cette déviation métabolique développeront un diabète.

Insulino-résistance

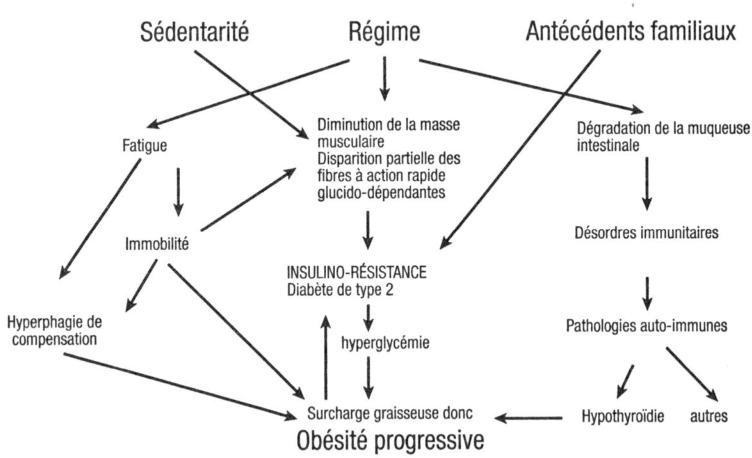

L'association d'antécédents familiaux, de régimes déséquilibrés et d'immobilité est la cause essentielle de l'insulino-résistance, donc de l'obésité progressive qui en découle.

Il semble qu'il y ait plusieurs causes possibles qui souvent se cumulent au fil des années :

• la sédentarité avec modifications des cellules musculaires striées ;

• l'obésité précoce par excès protidiques dans la première enfance. Les laits en poudre pour nourrissons, contenant entre deux et trois fois plus de protéines que le lait féminin, sont les premiers responsables. Dans les trois à six premiers mois de vie, ces excès transformés en graisses par le foie établissent un circuit métabolique vers le stockage qui hélas restera fonctionnel, voire prioritaire pour le restant de l'existence ;

• des régimes pauvres en glucides déréglant *définitivement* la sensibilité au glucose des neurones du noyau arqué ;

• une augmentation du cortisol et des neuropeptides NPY et CRH en réponse à une baisse de leptine ;

• la balance leptine-résistine dans le tissu graisseux. Si la leptine baisse (amaigrissement), la résistine (voir ci-dessous, p. 279) augmente ;

• une fragilité héréditaire par rapport au diabète (anomalie du gène DB).

Le résultat de cette orientation préférentielle vers le stockage est une adiposité diffuse, mais *prédominant sur les zones non contrôlées par la leptine* : graisses du tronc et de l'abdomen. Les signes cliniques précoces en sont l'augmentation relative du tour de taille par rapport à d'autres mensurations du corps (hanches, poignets, cuisses…).

Le traitement devra nécessairement diminuer drastiquement les glucides de l'alimentation, surtout ceux à action rapide, et s'accompagner d'une reprise très importante de l'activité physique. Sinon, l'obésité progressive est inéluctable. Le seul vrai traitement, en réalité, est préventif : *éviter les apports alimentaires excessifs ou inadaptés et favoriser l'activité – si possible intense et répétée – pendant toute l'enfance.*

La résistance à la leptine

C'est une entité connue depuis quelques années. Le tableau clinique associe un surpoids ou une obésité franche avec un taux de leptine élevé. Conclusion logique : la leptine ne joue plus son rôle régulateur sur le noyau de la satiété. Le tissu graisseux produit bien de la leptine en proportion de son volume, mais il existe une non-réponse par les processus habituels de satiété. Plusieurs causes sont évoquées : des causes d'interactions hormonales actuellement inconnues, un effet de déséquilibre à partir des graisses abdominales, la déficience relative d'un gène (le même que celui déficient dans le diabète : gène DB). Plusieurs études semblent aussi impliquer la contamination chimique des graisses sous-cutanées. Leur pollution pourrait les rendre indélogeables malgré les signaux cérébraux de relargage, mais on ne connaît pas le mécanisme. Affaire à suivre, donc, on en saura plus dans quelques années.

Le tableau clinique qui en a permis la découverte est celui d'obésité massive, dans tous les territoires y compris les sous-cutanés. Les obésités monstrueuses que nous avons évoquées (plus de 500 kg), quand elles ont une leptine élevée et ne relèvent pas d'anomalies chromosomiques familiales, en sont sans doute des cas d'école.

Ce dysfonctionnement existe, même peu prononcé, chez un certain nombre de personnes en surpoids après cinquante ans ou/et après plusieurs tentatives de régime amaigrissant. La leptine élevée ne freine plus la prise de poids.

Dans ce cas, il semble que seule la restriction calorique

globale, au très long cours, sans jamais faiblir, puisse redresser (un peu) la situation.

Les conséquences pathologiques des résistances

Le *set point* stable signifie que les deux hormones synergiques du tissu graisseux, la leptine et l'adiponectine, sont en équilibre.

En cas de déséquilibre et s'il y a trop de tissu graisseux en particulier abdominal (parce que non régulé par la leptine), les adipocytes s'emballent. Les autres adipokines vont être sécrétées en quantités tout à fait excessives. Un simple coup d'œil sur la liste des substances produites par la cellule graisseuse permet de comprendre une bonne part du problème. Trop de tissu graisseux = trop d'hormones déréglant les mécanismes d'où tendance à l'hypertension, à l'athérome, à l'hypercholestérolémie, aux pathologies auto-immunes et inflammatoires.

Il existe indiscutablement un *phénomène d'habituation*. La première fois que le tissu graisseux diminue, la baisse de leptine est brutale pour favoriser au maximum les phénomènes de restockage par augmentation de l'appétit. Lorsque les phases d'amaigrissement se répètent, le tissu graisseux ne se « laissera pas avoir ». Il ne s'agit plus de reconstituer très vite, mais de ne pas laisser partir. Les adipocytes ont un moyen puissant de défense sur place. Il y a activation d'une autre hormone locale, la résistine (connue depuis 2001) dont le rôle comme son nom l'indique est de lancer un mécanisme puissant de *résistance au déstockage*. Par les modifications cérébrales et locales *irréversibles* et par la résistine, on ne peut plus ignorer que les régimes amaigrissants répétés ne… marchent pas. Les adipocytes sont de grands nostalgiques[2]. Ils veulent retrouver leurs stocks perdus. Ils veulent accumuler et sédimenter quand ils se sentent menacés.

La leptine à son *set point* protège des pathologies infectieuses et inflammatoires. Mais son taux élevé est corrélé à plusieurs pathologies par des mécanismes sur lesquels les connaissances sont encore embryonnaires.

On sait par exemple qu'un poids normal ou légèrement supérieur favorise une bonne densité osseuse. Mais une leptine très élevée à l'inverse est cause d'ostéoporose.

On savait depuis longtemps que les personnes obèses souffrent souvent d'arthrose, et pas seulement dans les articulations supportant leur poids ; les mains aussi sont atteintes. On retrouve des taux de leptine au-dessus de la normale dans le liquide synovial articulaire[3] des patients souffrant d'arthrose. La leptine locale favoriserait la fabrication des ostéophytes et la destruction du cartilage.

De très nombreuses personnes en surpoids même léger présentent une hypothyroïdie auto-immune par anticorps antithyroïdiens. Qui a commencé ? Si le poids en excès était dû au déficit thyroïdien, il devrait se corriger avec le traitement substitutif (hormones thyroïdiennes), or ce n'est pas le cas. La thermorégulation non plus ne se corrige pas ou très mal. Le problème vient-il d'une anomalie hypothalamique, déréglant tout à la fois le poids, la thermorégulation et l'immunité ? Probable.

Ces quelques exemples ont pour but d'illustrer la complexité de tous les mécanismes mis en jeu. Les recherches actuelles innombrables pour trouver des régimes ou médicaments actifs contre l'obésité (quel marché en perspective… il y a des fortunes à faire !) se heurtent systématiquement aux phénomènes de compensation. Pour l'instant, le seul conseil possible est PRÉVENTIF : limiter les apports pour ne pas dépasser le *set point* et beaucoup bouger. Sinon… nul ne saura nous faire maigrir.

Conclusion

Pour en finir (?) avec les régimes

« Il n'y a jamais de vainqueur quand on se bat contre soi-même. »

J.-P. Zermatti.

Les régimes, *tous les régimes*, surtout s'ils sont rapides, dérèglent définitivement les paramètres de la faim, et tout aussi définitivement les mécanismes de stockage. À chaque réussite transitoire, les dérèglements se font plus marqués, la vitesse de reprise pondérale (effet yoyo) s'accroît, jusqu'au moment où le régime ne marchera plus du tout. Même dans les pires grèves de la faim, le corps arrête un jour de s'autoconsumer. Le poids ne bouge plus, la faim a disparu. La mort viendra de dysfonctionnements irréversibles des organes nobles : les reins, le foie. Le cœur et le cerveau, eux, restent alimentés jusqu'à la dernière minute. Il y avait encore de l'énergie disponible… !

Après la chimie agroalimentaire, l'industrie des régimes est probablement l'un des secteurs les plus rentables de nos sociétés occidentales. Livres, sites internet, produits manufacturés de protéines pures, de boissons dites *light*, d'édulcorants, de biscuits (un peu) moins sucrés…

Rituellement, de mars à juin les magazines féminins consacrent leurs dossiers au « nouveau régime qui marche ». Les sites internet de coaching se multiplient et les promoteurs de régimes à la mode se bousculent à la télé. Les marchands de pèse-personnes se frottent les mains. Les médias féminins entretiennent l'image de sylphides, femmes virtuelles toutes plus longilignes les unes que les autres aux fesses parfaites dans des maillots invisibles. Personne ne dira que leur fonds de commerce étant l'image de leur corps, ces charmantes créatures ne travaillent que cela. Elles vivent, un tiers dans les salles de sport avec leur coach privé, un tiers en représentation avec leur photographe attitré (qui retouchera les images, merci Photoshop !) et un tiers (discrètement) avec leur chirurgien esthétique. Regardez les femmes de plus de 40 ans dans le métro du soir, le pourcentage de tailles mannequins par rapport à Mme Moyenne est évident : une sur dix mille peut-être. Côté homme, c'est pire. Les apollons des magazines ne dépassent guère 30 ans, les autres, tous les autres qui ne bichonnent pas leur corps, sont bouffis et gras aussi vite que nous. Folie d'une société schizophrène qui ne veut voir que son rêve ?

Quels que soient notre âge et notre état de santé, nous enrageons de ne pas ressembler aux modèles des magazines. Les médecins qui connaissent les dangers de la grande obésité et les complications des diabètes se font les promoteurs parfois un peu trop zélés de ce marché de la minceur. L'idéologie santé du moment (je pèse mes mots !) tend à faire croire qu'un léger surpoids est mauvais pour la santé. Nous savons depuis des années que c'est faux[1] et une étude parue le 2 janvier 2013 le confirme : un peu de graisse sur les fesses et le ventre, avec

IMC* entre 25 et 30, est bénéfique[2] : les personnes en léger surpoids meurent moins vite que les personnes minces. De même, il est faux de croire que nous pourrions maintenir notre taux de cholestérol identique de la naissance à la mort, et faux de dire que son évolution n'est qu'affaire de gourmandise, de manque de volonté, de mauvaise hygiène de vie.

En acceptant des contraintes invraisemblables – parfois pendant de longs mois –, chacun, chacune, espère retrouver un corps d'adolescent, qui peut-être n'a jamais existé que dans son imagination. C'est faire bien peu de cas des traces de la vie dans nos tissus et dans nos inscriptions cérébrales. Nos corps racontent nos histoires, avec leurs cicatrices, leurs pollutions, leurs limitations, leurs excès, leurs souffrances et leurs joies. Notre corps c'est nous, intégralement nous. Non pas le nous d'une adolescence perpétuelle, mais le nous marqué par les expériences et les années. Le mythe de la perpétuelle jeunesse et de son intemporelle beauté n'est qu'un mythe justement. Une sorte d'état de grâce réservé pour quelques mois ou années à d'esthétiques créatures, symbole de l'amour et de la beauté. Qu'il s'agisse des demi-dieux de l'Antiquité gréco-romaine ou des top-modèles des magazines féminins, ils représentent des modèles hors d'atteinte, d'autant plus attirants qu'ils ne sont pas vraiment humains. Le monde de l'image en deux dimensions[3] fausse notre regard sur la corporalité, la vraie, celle en 3D, celle de l'intérieur de nous.

---

* L'IMC, indice de masse corporelle est calculé en divisant le poids par la taille au carré. Il est normal de 19 à 25.

Quelques statistiques et leur mode d'emploi

Le problème n'est pas d'arriver à maigrir, mais de maintenir sur la durée la perte ainsi obtenue. Même les magazines féminins du printemps et les dialogues sur les forums sont obligés de le reconnaître : maigrir, c'est possible, et même facile, rester mince au long cours après avoir été dodu, sans coach personnel ni cuisinier spécialisé est une gageure. Quelles que soient les causes évoquées, les chiffres sont effroyablement parlants : poids initial repris et très souvent dépassé chez 30 % des personnes à la fin de la première année, 70 % des personnes à 3 ans, 95 % à 5 ans. Ces statistiques sont valables pour tous les régimes connus à l'heure actuelle, sans aucune exception. Le battage médiatique autour de telle ou telle réussite relaie soit des chiffres tronqués par des recherches mal construites, soit de pures escroqueries publicitaires.

Un exemple : on a pu lire début 2011 les chiffres qu'un médecin publiait des taux de réussite de *son* régime. Il ne s'agissait pas d'une recherche scientifiquement validée, mais d'une vague enquête de satisfaction faite par un institut de sondage auprès des personnes sélectionnées parce qu'elles arrivaient en phase de stabilisation. En d'autres termes, celles qui avaient momentanément réussi. Sans surprise, 85 % se disaient ravies. Or le *recrutement* des personnes était particulièrement biaisé puisque la question n'était posée qu'à *ceux qui avaient réussi*, soit un pourcentage infime de la grande population des « régimeux » affiliés à ce coaching, en train de se désespérer sur les forums ou d'abandonner en silence. Deuxième biais, l'enquête portait sur la satisfaction au bout d'un délai moyen de 6,9 mois, alors que, pour être comparables, toutes les études scientifiques sérieuses se font à délai fixe : 1 an, 3 ans, 5 ans. Qu'il y ait beaucoup de satisfaits au début, quoi de plus normal ? Les chiffres de ceux qui tiendront sur la durée ne seront sans doute jamais publiés...

Ces résultats sont aussi trompeurs que ceux utilisés pour les publicités des jeux de hasard : si, dans une enquête pour savoir si cela vaut la peine de jouer à la loterie nationale, n'étaient interrogés que les gagnants des dernières années, ceux qui ont reçu un pactole de plusieurs millions d'euros, oui, on aurait 85 ou 90 % de satisfaits (les autres ont déjà tout perdu !). Si on interrogeait les pauvres bougres qui chaque dimanche depuis des dizaines d'années font la queue devant leur boutique locale, on aurait 99,9 % de déçus. Ce qui n'empêche ni la loterie nationale, ni les marchands de minceur de nous faire miroiter l'impossible. Comme disait le slogan d'une célèbre loterie, « 100 % des gagnants ont tenté leur chance ».

Donc restons sérieux, les régimes, *tous* les régimes, font momentanément maigrir, puis on regrossit. Or on en fait une affaire de responsabilité individuelle : culpabilité à l'idée d'avoir repris, même en très petite quantité, un aliment « défendu » ; excès de compensation lors d'impossibles et interminables périodes de consolidation et de stabilisation ; retour émotionnel irrépressible aux vieilles habitudes du dressage archaïque familial... Mieux vaudrait s'intéresser aux raisons profondes de ces reprises de poids inexorables. Et comprendre qu'une fois le surpoids installé, la marge de manœuvre de chacun est extrêmement faible : les moyens proposés nécessitent des changements radicaux de style de vie, en particulier une modification des prises alimentaires et le maintien d'une activité physique intense, pour toute la vie, le moindre ralentissement s'accompagnant d'une remontée imperturbable.

Pire, comprendre que les changements dans le corps induits

par les processus d'amaigrissement, surtout s'ils ont été répétés, sont devenus irréversibles et que leurs effets contraires ne seront plus améliorables. Les mécanismes de défense du corps contre l'amaigrissement, leur origine et les conséquences à court et à long terme de leur mise en action ont été évoqués dans les chapitres précédents. Regroupons-les ici en un résumé pratique.

Jouer à se faire peur pour apprendre à réfléchir

Premier calcul : le remodelage graisseux

À supposer que l'on n'éliminerait que des graisses (alors qu'on perd aussi des muscles et de l'eau), perdre 10 kg reviendrait à remettre en circulation l'équivalent de 40 plaquettes de beurre, soit aller chercher 40* plaquettes sous le short et sous le tee-shirt (nos graisses d'omnivores terrestres, donc saturées, de très mauvaise qualité nutritionnelle, genre saindoux !), les faire circuler dans les artères (donc les coronaires aussi) pour tenter de les épurer définitivement. Chaque jour ces lipides encrasseraient nos vaisseaux tout comme si nous les avions dégustées dans le bouillon du soir. Donc, si nous maigrissions de 100 g par jour, cela reviendrait à mettre 100 g de lipides d'origine animale dans notre ration journalière. Qui surveille ça ? Combien de morts par infarctus ou AVC découvrirons-nous quand la communauté scientifique voudra bien s'y intéresser ?

Si toutes ces graisses circulaient dans le sang, le foie n'aurait pas les moyens de gérer un pareil afflux. Il a déjà bien

* 20 kg c'est 80 plaquettes. 25 kg : 100 plaquettes.

assez à faire avec le manque de glucides, l'excès de corps cétoniques (déchets de la combustion des lipides), et la pollution sanguine liée à la mobilisation des graisses-poubelles. Il n'a qu'une solution : les renvoyer à l'organe émetteur donc aux adipocytes *en renforçant les mécanismes de stockage*. Ce qu'il fait immédiatement. Où va-t-il les renvoyer ? Partout, surtout dans des zones qui ne sont pas contrôlées par la leptine, donc les graisses abdominales (et les seins). *Les régimes créent le « syndrome de la bedaine*[4] *»*. Cela vaut-il vraiment la peine de perdre de jolies graisses sous la peau (la cellulite, hélas non !) pour se remplir l'abdomen ? Si en plus elles sont très polluées, impossibles à éliminer, leurs toxiques circulent dans le sang, le foie n'arrivera pas à les épurer et ne pourra que les stocker sur lui-même. Le voilà qui devient « foie gras » identique à celui des canards ou des oies gavés pour Noël. Hypothèse très grave pour la santé...

Il faut donc une sacrée dose d'aveuglement pour croire les promoteurs de régimes qui garantissent qu'il est possible de perdre nos « capitons » en quelques semaines ou mois, assurant qu'on peut les déloger sans risques et même sans grandes difficultés.

Deuxième calcul intéressant : la baisse du métabolisme de base

Dans les cas où l'activité journalière est importante, le métabolisme de base performant, les *besoins moyens quotidiens* pour une femme sont estimés à 2 000 kcal par jour. Si l'alimentation quotidienne n'apporte plus que 1 000 calories (c'est très peu, donc non satisfaisant), le corps va devoir trouver ailleurs les 1 000 autres kcal nécessaires. Il n'ira pas chercher 110 g de graisses* pour compenser. Il va réagir en diminuant immédiatement ses dépenses et se mettre en *économie d'énergie*. Cela veut dire dérégler la thermorégulation (on a froid) et le tonus musculaire (fatigue, jambes molles) pour restreindre ses besoins de façon considérable. Il se met à fonctionner avec 1 800, voire 1 500 kcal, n'ira chercher que 50 g de graisses, dont plus de la moitié sera renvoyée à l'expéditeur. Résultat : perte de poids probable d'une vingtaine de grammes par jour (au début seulement !), fatigue, froid, immobilité, donc diminution encore plus franche des dépenses énergétiques. Au bout de peu de temps, *nous pouvons grossir avec moins de 1 200 kcal par jour*. Notre corps est devenu définitivement économe. Qui l'écrit froidement dans les magazines ?

Troisième calcul : les muscles et l'insuline

Admettons qu'il faille perdre 10 kg. Mais 10 kg de quoi ? En diète protéinée stricte ou avec légumes, nous détruisons nos muscles en premier. Les 3 ou 4 premiers kilos sont des pertes de muscles et d'eau. Dès l'apport de glucides ou le passage en cétose, l'eau reviendra (pas grave, sauf pour les chiffres sur la balance qui remonteront). Les muscles, eux, les fibres qui fonctionnent prioritairement au glucose, sont perdus à tout jamais. Une seule exception : s'entraîner chaque jour à un effort intensif et de longue durée ! Et pour des années, pas quelques semaines. Faire une demi-heure de marche à pied, pire, six fois dix minutes, c'est juste se donner bonne

---

* 1 g de graisse fait 9 kcal. Donc pour compenser des 1 000 kcal de fonctionnement manquants, il faut environ 110 g de lipides.

conscience. Le plus difficile des régimes c'est l'après, quand on a compris qu'il n'aura plus de fin.

S'il y a moins de protéines disponibles, moins d'hormones sont fabriquées. Première touchée, la thyroïde nous fatigue, nous ralentit encore, et, signe typique de l'hypothyroïdie, favorise le stockage de graisses !

Avec la baisse du taux de sucre dans la veine porte, l'alarme a été donnée. Le noyau arqué efface sa sensibilité à l'insuline, pour obliger le réseau au-dessus à réclamer encore et encore des aliments sucrés. L'appétence pour le sucre est gravement augmentée. Le cerveau a faim, et continuera à avoir faim parce que les médiateurs sanguins et neuromédiateurs ont sonné l'alarme. Une alarme qui a un bouton *on* pour se déclencher mais pas de *off*. Le cerveau « alarmé » restera *définitivement* en état d'alerte.

Quatrième calcul : les désordres immunitaires

Quand un régime est strict ou déséquilibré, un des premiers organes touchés est la muqueuse intestinale. Parce que ce tissu du corps se renouvelle à toute vitesse : il est entièrement neuf tous les trois jours. Dans un premier temps la muqueuse tente d'absorber encore plus. Puis elle va souffrir, déséquilibrant le vaste système immunitaire qui veille dans ses parois (plaques de Peyer). Elle va laisser passer plus d'antigènes étrangers, d'où hyperstimulation des organes lymphoïdes de défense antiallergiques (anticorps). Mais cela ne dure guère. Dans un deuxième temps, le système immunitaire part en vrille. Les adipocytes, la rate, le thymus, les ganglions émettent à grand bruit des protéines inflammatoires. Nous ne fabriquons presque plus d'anticorps (des infections répétées ou au long cours sont le premier signe) et attaquons nos propres tissus, confondant les antigènes étrangers et les nôtres (maladies auto-immunes). Perturbés, les mécanismes de défense laissent aussi passer des cellules anormales (en d'autres termes cancéreuses) qu'ils sont normalement chargés de repérer et de détruire. Vous imaginez le chaos immunitaire qui s'est déclenché…

Bilan rapide des régimes

Ralentissement du métabolisme, diminution des besoins
Augmentation de l'absorption des aliments
Poids initial repris ou dépassé en moins de cinq ans
Moins de muscles, plus de bedaine
Grand chahut immunologique et hypothyroïdie
Mécanismes d'utilisation des sucres totalement perturbés, faim augmentée
Béance des tissus graisseux et orientation prioritaire du métabolisme vers le stockage
Image de soi en vrille, stress, engraissement au cortisol…
L'alarme sonnée, le cerveau s'installe sur ces nouveaux paramètres
Le bilan s'aggrave à chaque régime

De Lipidoland…

« Vous ne pouvez être à la fois le bourreau et la victime. »

Les spécialistes constatent que « tous les régimes créent du surpoids, voire de l'obésité chez des personnes jusqu'alors normales[5] », puisque 95 % des personnes reprennent et dépassent leur poids initial.

Oublions le rêve de faire partie de la minorité de gagnants, sauf si on est jeunes, très actifs, avec quelques tout petits kilos à perdre, ce qui est une indication de *ne surtout pas commencer de régime*. Plus âgés, violemment obèses, plutôt sédentaires, il vous faudrait manger de la salade et courir chaque année jusqu'à votre mort, les marathons de Paris, de New York, de Lyon, et de tous les chefs-lieux de canton, avec entraînement 3 à 5 fois par semaine. Trois heures minimum. Et quand vous arrêterez de courir dans cinq ans ou dans quinze ans, vous grossirez avant d'avoir compris ce qui vous arrive.

Bref, les régimes sont des machines à faire grossir, nos cerveaux des « machines à rater[6] ». On le sait, vous le lisez partout, et pourtant… Pourtant, on voudrait bien…

Pourquoi vouloir maigrir ?

Pour se conformer à un modèle social nouveau ? Le jeu n'en vaut pas la chandelle. Si nous éliminons les raisons esthétiques ou des phénomènes de mode, la justification est parfois médicale. En ce cas, elle ne peut être univoque et devrait tenir compte de multiples paramètres – d'abord et avant tout l'âge, le mode de vie et les conditions de l'environnement –, se moduler pour chaque individu.

Pour toutes les personnes âgées de plus de 40 ans, nées et grandies en Europe de l'Ouest et aux États-Unis, la méfiance devrait être de règle. La pire période des essais d'agriculture intensive et d'industrie alimentaire « chimiquement assistée » s'est située juste après la guerre. Les personnes nées entre 1944 et 1970 dans ces régions de la planète forment *la population la plus contaminée de l'histoire humaine*, car ayant consommé dans le ventre de leur mère, puis pendant toute leur enfance les aliments les plus toxiques, en particulier les perturbateurs endocriniens. Leur corps en est imprégné. Les graisses-poubelles en sont saturées. Nous le savons déjà : cette génération est, dans l'histoire de l'humanité, la première qui vivra, pour raisons de santé, moins longtemps que la précédente.

Le principal problème médical des personnes en surpoids de cette tranche d'âge est le diabète de type 2, souvent nommé diabète gras.

Il ne s'agit pas de la complication simple d'un excès de nourriture ou d'un excès de sucre, mais d'abord d'une conséquence *musculaire* de la sédentarité induisant une résistance à l'insuline. La diminution d'utilisation du sucre par les muscles entraîne un stockage excédentaire sous forme de graisses. Les causes de cette déviation métabolique sont plurifactorielles : fragilité génétique, sédentarité, désordres alimentaires, intoxications (tabac, alcool, polluants), troubles hormonaux, vieillissement, et bien sûr l'accumulation des graisses abdominales au décours des régimes ! Le seul moyen pour inverser (un peu) le processus est d'augmenter l'activité physique d'endurance (activités prolongées de moyenne intensité) pour développer le pourcentage de fibres musculaires à contraction lente. Mais qui le peut encore à l'âge de l'arthrose, des ostéoporoses et des essoufflements dans l'escalier ? Un régime appauvri en sucres et en graisses ne se justifie que lorsque l'activité physique est bien suivie.

Ne rêvons pas, les résultats d'une bonne hygiène de vie (surveillance diététique et activité physique) sur la survenue de diabète chez les gens prédisposés ne sont jamais spectaculaires. Une étude chinoise publiée en 2008[7] montre que, chez des personnes au terrain génétique prédisposant à ce type de diabète, la survenue de la pathologie est seulement retardée de quelques années. Au bout de vingt ans, il y a 7 % de diabétiques dans le groupe « activités et diététique » contre 11 %

dans le groupe qui n'a rien contrôlé... ! Intéressant pour nos futurs centenaires. Uniquement.

Ce que l'on appelle « syndrome métabolique » (associant obésité, diabète de type 2, hypothyroïdie, hypertension) est « la maladie des gros ventres », conséquence de l'insulino-résistance et de la résistance (partielle) à la leptine. Ce syndrome métabolique touche un pourcentage non négligeable des 40 à 65 ans. Autrefois exclusivement retrouvé chez les personnes âgées, on le voit apparaître chez des personnes de plus en plus jeunes. Sont en cause la surnutrition bien sûr, mais aussi la malnutrition, au sens d'intoxication chronique par des aliments chimiquement contaminés et, là encore, l'immobilité, la sédentarité... et les régimes.

Pour les personnes atteintes de diabète ou de syndrome métabolique ou de tout autre désordre endocrinien, il ne peut être simplement conseillé de maigrir, comme ça, sans précautions. Aller chercher dans les graisses-poubelles toutes les pollutions enfouies n'est pas anodin. Peu d'études permettent d'évaluer ce risque par rapport à celui de l'obésité et des conséquences vasculaires et rénales du syndrome métabolique. Il est démontré qu'une personne atteinte de syndrome métabolique qui maigrit avec un régime adapté et une activité physique peut facilement normaliser les chiffres de cholestérol, de triglycérides, de glycémie et même normaliser son hypertension. Pourtant les chiffres des études scientifiques sont formels : malgré l'amélioration des constantes biologiques, *les conséquences neurologiques et la mortalité à cinq, dix et quinze ans ne sont absolument pas améliorées.* Où est l'erreur ? Faut-il encore avaler des statines (anticholestérol), des antidiabétiques, qui grèvent lourdement le déficit de la sécurité sociale en enrichissant l'industrie pharmaceutique ?

Dans tous les cas de surpoids avec troubles endocriniens et troubles métaboliques, le traitement essentiel sera de bouger, remuer, faire du sport, autant que l'on peut et *sans trop d'illusions*. Manger de tout, sans se priver mais sans abuser. Ni les restrictions alimentaires ni les médicaments actuels ne nous sortiront de là.

Pourquoi maigrir avant 20 ans ?

En dehors de maladies métaboliques rarissimes, les surpoids des enfants et des adolescents sont essentiellement liés à deux paramètres : la « malbouffe », l'immobilité et les dérèglements de la faim.

Nous l'avons dit, le modèle de toute une société conditionne les enfants. Habitudes de manger de la tribu qui à chaque âge clé peuvent s'améliorer ou s'aggraver. *Chez l'enfant, l'idée n'est jamais de faire un régime*. Mieux vaut prévenir par tous les moyens.

Trouvons les bons mots. Pour les fans d'Harry Potter, un régime est un *détraqueur*. Une réalité maléfique à éviter à tout prix car on ne revient pas indemne de sa rencontre. Lisons et relisons nos classiques sur ce point.

Attention aux périodes cruciales[8] : 3 mois, 3 ans et adolescence.

Les chercheurs ont noté que « pour les garçons, la vitesse de croissance à 3 mois est liée à la masse grasse ultérieure, mais aussi aux muscles. En revanche chez les filles une croissance rapide à cette période se traduira surtout par une augmentation de la masse grasse ». Une différence est également très nette entre les nourrissons nourris au sein qui grossissent vite mais en masse maigre, et ceux aux laits artificiels dont une partie du métabolisme est déjà déviée vers leur masse grasse.

Renforçons l'activité physique de tous les enfants. Tous, sans exception. Luttons contre l'immobilité, les gavages télévisuels et informatiques.

Profitons des phases d'accélération des mouvements (débuts de la marche, début d'un sport) et des moments de croissance pubertaire rapide pour rééquilibrer naturellement le rapport taille-poids en rattrapant la bonne courbe.

Surtout, surtout (en installant de bonnes habitudes familiales d'où la malbouffe est absente), laissons-leur la paix. Maigres ou girondes, les mères obsédées par leur poids sont les mères des futurs obèses. Difficile à lire, mais démontré. Redisons-le, l'éducation à l'équilibre pondéral se fait par mimétisme et transmission d'émotions. Pas par de beaux discours ou des injonctions. Si nous nous shootons au cortisol (hormone du stress), comment imaginer que nos enfants puissent être en paix ?

Enfin, à l'adolescence le cerveau trie les infos et simplifie ses circuits adaptatifs Le dernier grand moment à ne pas rater.

La volonté peut-elle être efficace ?

Les régimes promus dans les magazines ou sur Internet proposent tous d'emblée un modèle de repas à suivre sur huit ou quinze jours, très restrictif, très différent de notre mode de vie. Un jus de ceci au petit déjeuner ; un plat de trois fois rien à midi (juste avant un rendez-vous important) ; une salade compliquée le soir supposant des ingrédients inhabituels dans une cuisine. Pourtant les images sont attractives, les témoignages sur les résultats sont mirobolants. « Vous y êtes déjà, un petit effort et c'est fait, suggère l'article. Vous êtes motivé(e)s. » Maître mot qui nous entraîne, nous enchaîne dans un authentique piège abscons*. Quand nous n'arriverons pas à suivre, la seule rengaine sera *la* motivation. « Si vous vous sentez moins motivée, restez sur vos gardes, il s'agit très probablement d'une ruse de votre double intérieur, de votre inconscient... vous le trouverez toujours sur votre chemin. »

Quoi qu'il arrive, si vous ne maigrissez pas ou si vous reprenez du poids ensuite, vous serez seul coupable, laissent entendre les articles. Le régime marche, c'est vous qui n'êtes pas à la hauteur.

La pensée magique et les aliments dits nobles

Tant pis, on tente quand même. Quitte à s'inscrire sur un site en ligne pour avoir des recettes et du « soutien ». Parce que je voulais analyser ces nouvelles techniques d'aide virtuelle, je me suis inscrite sur trois sites différents, participant au suivi journalier et aux forums**. J'en reviens effarée.

Première constatation : entrons dans la pensée magique. Il y a les aliments « bons » donc autorisés et tous les autres très très dangereux. Le « coaché » achètera religieusement les aliments autorisés et commencera de « nouvelles façons de cuisiner ». Zéro beurre, d'accord, mais six œufs par jour cachés dans les

---

* Piège abscons : un piège où l'on entre volontairement, en payant (en argent, en temps, en énergie), dont on ne connaît pas la sortie... et cela au détriment d'autres stratégies ou lignes de conduite plus avantageuses. Les diverses idéologies en sont de merveilleux vecteurs. Il est possible de se jouer ce petit scénario de multiples fois dans sa vie.

** Les diverses citations de ce chapitre en sont issues.

diverses recettes. Pas un gramme de blé ou de riz, mais du son d'avoine (à 51 % de glucides tout de même !). Pas un gramme de sucre mais plus d'un litre de lait ou de laitage par jour (à 0 % de matière grasse, d'accord, mais 70 g par litre de lactose). À volonté, des yaourts bourrés de facteurs de croissance et de bifidobactéries, utilisés (rappelons-nous !) dans les élevages pour engraisser les cochons et les poulets. Pas de pommes de terre mais des protéines présentées comme « *nobles* » : poulets (de batterie), poissons (d'élevage), crevettes (des mangroves hyperpolluées des estuaires asiatiques), jambon de poulet (insipide), steaks hachés à 5 %, et quelques sachets de protéines en poudre (infâmes) pour les jours où l'on n'a vraiment pas le temps. Dans le menu du réveillon proposé sur le site de soutien, ni dinde ni canard, trop gras, mais pourquoi pas du caviar ! Enfin mensonge suprême, « dans mon régime vous pouvez manger à volonté ». Qui, en raisonnant trois secondes, peut croire qu'il va *maigrir* avec 5 000 ou 10 000 kcal par jour de ces bonnes protéines ?

Après les aliments « qui feraient maigrir », le recours à la pensée magique amène à décrire en détail les aliments qui tuent. Sur un site la courbe de poids quotidienne s'enjolive d'énormes (et définitifs) triangles colorés chaque fois que vous avouez avoir grignoté une bouchée de pain ou croqué un grain de raisin. Un gramme de sucre, une trace de chocolat, une miette de blé ou de riz, l'ébauche d'une légumineuse, seraient « comme une aiguille dans un ballon de baudruche » (*sic !*). Ils *crèvent* le régime. Tout est à refaire et, bien sûr, par notre faute.

Autre site, autre discours. Si les 5 g de chocolat mis au menu le jeudi à 16 heures ou le verre de bière du dimanche soir n'ayant pas été consommés n'ont pas été soigneusement cochés, la conclusion du bilan de la semaine est qu'on ne maigrira pas faute d'avoir obéi scrupuleusement aux consignes. « Nous vous encourageons à bien respecter Votre Régime, ni plus, ni moins » (*sic*). Les majuscules sur « Votre Régime » ne sont pas de moi, mais authentiques dans le texte, pour bien nous faire intégrer de façon subliminale à quel point nous abordons le domaine du sacré. Il convient de s'en convaincre : la réussite du régime dépend de notre degré absolu d'obéissance…

Encore ailleurs, j'ai interpellé les équipes de coachs après avoir, sur plusieurs mois, dessiné une courbe de reprise de 12 kg sans avoir la moindre réaction de leur part. Lorsque j'ai demandé que faire en messagerie privée, j'ai obtenu : « Êtes-vous en rétention d'eau ou constipée ? » (*sic*) – 12 kg de m… dans le corps, qui a pu seulement l'imaginer ? On est vraiment en droit de se demander s'il y a des diététiciennes et un médecin derrière la belle vitrine publicitaire.

Balance et pesée matinale

Il y aurait un roman à écrire sur les relations conflictuelles entre les divers coachés et leurs balances. Ils l'injurient, lui donnent des surnoms agressifs, la changent pour voir si une autre serait plus « gentille ». L'interprétation quotidienne de la perte ou de la prise de poids défie toute raison. De toute évidence, la pesée remplace la pensée…

Mais qu'importe, la pesée ne mène nulle part. Il y a une barrière étanche entre les pauvres « régimeux » qui se pèsent et, désespérés, notent religieusement leur poids chaque matin (une fois chez eux sur leur petit carnet, une fois en ligne sur le compte rendu quotidien) et les commentaires en ligne qui ne se préoccupent *jamais* des courbes. Le soutien purement répressif ne porte que sur ce que l'on avale, pas sur les résultats. C'est bien là de la pédagogie noire[9], celle qui fait les dictateurs et les ayatollahs, parce que la violence induit toujours la violence. En l'occurrence si on lit attentivement les témoignages des forums, la violence émotionnelle vécue devant cette courbe qui ne correspond presque jamais à ce que l'on espère si passionnément se résout un jour ou l'autre dans une grande crise de bouffe.

Le biais de confirmation

Être coach, faire du soutien « personnalisé » en ligne n'est pas difficile. De belles photos de face d'un médecin souriant à toutes les pages. Des promesses mirobolantes de présence et d'accompagnement : « Je suis, reste et resterai à vos côtés... » (*sic*). Des phrases creuses et très générales, un avenir radieux dans un délai vague, des événements fortuits, des menaces à peine voilées. C'est exactement la même technique que pour les horoscopes.

Le poids sur la balance a baissé : le régime marche, on est content. Le poids a augmenté, on oublie, ou on se dit que c'est de l'eau, des selles, ou une phase de *stagnation*, ou qu'on a fait (horreur !) un écart, qu'on s'est lâché... Toutes les justifications sont possibles. Nous sommes en plein biais de pensée.

Le biais de confirmation est « la tendance que nous avons à interpréter de nouvelles informations de manière à les rendre compatibles avec nos théories, notre vision du monde ou nos convictions[10] ». Autrement dit, nous réfutons les nouvelles informations en contradiction avec notre façon de voir les choses. C'est dangereux. Comme le disait Aldous Huxley, les faits ne cessent pas d'exister parce que nous les ignorons. Si vous regardez bien votre courbe de poids, il y aura plus de jours de désespoir, de culpabilité ou de stress que de jours comblés. Autrement dit plus d'occasions de déclencher une sécrétion de cortisol qui vous fera (re)grossir.

Le ressort sous-jacent de tout cela est tellement banal : coupable, forcément coupable… !

Les utopies de contrôle

Vous avez un moral d'acier et décidé que vous allez y arriver.

Soit vous êtes un « méditant » entraîné depuis des années au lâcher-prise émotionnel et au calme intérieur. Vous mettez votre cerveau en ralentissement de l'échangeur, vous faites le vide des informations qui entrent, vous déconnectez à volonté. Alors il est probable qu'après plusieurs années d'entraînement intensif, vous pouvez contrôler (un peu) votre faim et bien d'autres régulations profondes. Quelques rarissimes yogis vont très loin dans ce sens, dont on remarquera qu'aucun n'est jamais obèse. Normal.

Soit, comme tout le monde, vous tablez sur votre volonté. Vous créez un court-circuit entre vos pulsions vitales dans le cerveau archaïque (qui ne veut pas y aller) et la volonté dans le néocortex (qui veut prendre le dessus). Au centre le cerveau émotionnel ne sait plus à quel saint se vouer. Il va chercher le moins pire pour votre survie.

Deux hypothèses. Soit Crocodile vous fait craquer (un jour, une semaine, un mois, un an, peu importe, il a tout son temps), et il reprend ses droits. Vous le verrez, votre corps reprendra en un temps ou insensiblement sa position d'origine. Lu sur un site de coaching minceur : « Moi, je reprends tout à zéro. Perdu 12 kg, repris 14 ! 3 mois de privation, c'est dur, très dur.

Au fil du temps et des kilos en moins, on se sent plus légère, on revit, on se croit sauvé et boum badaboum ! » Le pire dans cette citation, c'est qu'il (ou elle) y retourne. Les forums foisonnent de ce type de témoignages. Terrifiant.

Soit vous vous fixez névrotiquement sur vos décisions volontaristes. Obsédé, vous vous coupez des autres car vous ne pouvez même plus partager, émotionnellement et affectivement, le moindre bon moment autour d'une table. Vous avez le choix : soit la « restriction cognitive », comptabilisant au gramme ou à la calorie près le contenu de votre assiette, vous rationnant et/ou rationnant les autres, consommant toute votre énergie psychique dans ce contrôle incessant. Soit l'« orthorexie », fixation psychiatrique sur les aspects bons ou mauvais des aliments : terminé le chocolat, plus jamais de gluten (sans y être allergique) mais du son d'avoine à gogo, oubliées les légumineuses mais des monceaux de protéines animales polluées ; abandonné le lait mais du soja transgénique ; pas de viandes mais des champignons ésotériques ; des brassées de compléments alimentaires sans contrôle. La liste est interminable. C'est un vrai trouble psychiatrique de la famille des troubles obsessionnels compulsifs. Vous « délirez » (étymologiquement « quittez la ligne »), mais ne vous rendez même plus compte que vous avez abandonné le juste milieu d'équilibre et de joie de vivre. Le problème est que chaque éviction arbitraire vous éloigne chaque fois un peu plus des vôtres et des ressentis de plaisir de votre environnement.

Les autres, parlons des autres

Le cerveau, on l'a vu, est un organe relationnel. Il a besoin des autres, d'être en lien affectif, d'entrer en résonance

Nous le vivons normalement dans notre univers familial, professionnel, amical. Entrer en régime, comme en religion, amène à se couper de notre monde pour adhérer à celui des nouveaux congénères, nouer de nouveaux liens ; quitter les modèles familiaux si puissants pour apprendre de nouvelles recettes, de nouvelles façons de cuisiner, nouvelles façons de manger, une autre langue, le « régimeux » avec ses PP, PL, kcal, imposés, tolérés. L'ordinateur quotidien des sites de coaching pond des phrases ronflantes vantant l'« instinct d'appartenance au groupe », le bonheur « d'être dans la norme… ». Il vous met en garde contre vous-même, vous juge (cruellement) dans le regard des autres. Vous *devez* arriver à maigrir.

Derrière tout cela, il n'y a personne, juste un logiciel qui balance plus ou moins au hasard et sans crainte de se répéter pendant des mois, des paragraphes, toujours les mêmes, avec de temps en temps un petit coup de semonce anthropologique pour faire joli (citation parfaitement authentique !) : « Chez les aborigènes d'Australie, il existait une coutume primordiale qui visait les marginaux transgressant obstinément la loi du groupe. Un matin, le chef, le sorcier et le “medicine-man” allaient déterrer l'os symbolique, un fémur d'ancêtre saint et venaient sur le seuil de sa hutte et brandissaient l'os redoutable en proférant quelques malédictions rituelles. En une petite semaine, l'homme maudit mourait en s'étiolant de l'intérieur. Le lien qui le reliait à son groupe avait été sectionné et comme une branche séparée de son tronc, il en avait perdu la sève vitale. Qu'on le sache ou non, la norme, le groupe, la mode et les liens sociaux sont infiniment forts et vous en avez besoin. Alors, que cela renforce votre motivation. » Donc c'est clair, la loi du groupe est de maigrir. « Tout le monde peut y arriver. » Si après ça notre corps résiste, tant pis pour nous, ne nous plaignons pas que l'on nous rejette.

Plutôt que nous toucher profondément, ce blabla virtuel, les conseils et injonctions débités par ces ordinateurs devraient nous faire rire. Encore faudrait-il être en paix avec soi-même. Quel que soit le baratin, les « consignes matinales » stéréotypées seront *toujours inadaptées*. Ceux qui sont en grande souffrance continueront à être seuls.

Derrière le logiciel s'affairent, nous dit-on, des diététiciennes et modératrices (« modos ») dont le répertoire de réponses à nos questions est des plus restreints (constipation, rétention d'eau, recherche d'écart alimentaire, courage vous allez y arriver), et qui sont susceptibles de supprimer sur les forums immédiatement et sans avertissement les questions qui risquent de gêner la belle ordonnance des louanges. C'est ce qui s'appelle du soutien « personnalisé » (*sic*) ?

Ce que je retiens de ces « voyages au pays de l'amaigrissement en ligne », c'est l'impression très désagréable d'une véritable emprise psychologique sur les personnes fragiles. Les caractéristiques d'une dérive sectaire sont toutes là : emprise sur le corps, emprise sur les idées, emprise sur l'argent. Et pourtant, combien seront capables de le reconnaître ? Les « coachés » appellent le responsable par son petit nom, lui inventent des surnoms charmants, l'encensent comme un gourou ; sont prêts à le défendre bec et ongles si un journaliste le bouscule ; refusent l'évidence d'une étude mal construite ou d'un boniment commercial. Refusent de voir que derrière les promesses de présence et d'aide, il n'y a *jamais* le médecin attendu. Après avoir payé pour être aidé, difficile d'admettre qu'on s'est fait avoir… Il y a tant de personnes fragiles dans la longue cohorte de ceux et celles qui cherchent à maigrir et sont la proie de marchands peu scrupuleux.

« Dès mon plus mon jeune âge, je rêvais d'être médecin et le bonheur de l'être me fut accordé. Aujourd'hui, un autre rêve, prométhéen, a surgi d'un monde nouveau, celui d'être à l'origine de la méthode capable de donner le premier coup d'arrêt à la progression du surpoids dans le monde, progression identifiée par l'OMS comme le cinquième fléau de l'humanité. » (*Sic*, encore !) De qui est cette superbe déclaration* ? De Gandhi, d'un prophète inspiré, un gourou, un mégalomane dangereux ou un médecin sérieux ? En tout cas de quelqu'un qui propose de résoudre par un régime en ligne tous les problèmes qui font que des centaines de milliers, ou millions, de personnes ont comblé leur mal de vivre avec de la nourriture bien grasse/sucrée/salée ou ont avalé ça parce qu'il n'y avait rien d'autre d'économiquement abordable pour eux. Nulle médecine là-dedans, mais du commerce pur et dur et une vaste opération d'emprise.

Il y a pourtant un côté positif dans ces sites, les *forums d'entraide* entre *régimeux*. Quand la parole est libre, la rencontre de personnes vivant les mêmes difficultés, les mêmes interrogations a quelque chose de très rassurant et convivial. On échange des trucs, des recettes, des moments de joie ou de panique, on se retrouve en ville. Parfois on se confie une adresse mail, une photo de vacances, une adresse de fringues pas chères (en attendant d'avoir enfin la bonne taille). La qualité de certains échanges peut devenir une vraie valeur d'entraide, justement parce qu'ils vont beaucoup plus loin que le simple besoin de maigrir. Quelques extraits lus pour vous :

« Cela dit, heureusement que ça se transforme en club de rencontre sinon ça nous coûterait vraiment très cher par rapport au livre à 6 euros… »

« Figurez-vous que cette longue journée sans votre visite

---

* Citation authentique lue en octobre et novembre 2011 sur la page d'accueil invitant à s'inscrire d'un site de coaching minceur.

m'a fait passer par tous les états du manque. J'avais faim de vous comme on peut le vivre en début de r... (pas de gros mots ici !). Qui m'aurait dit que je pouvais devenir accro à un forum, et à vos chouettes présences ? J'ai l'air de me moquer, mais ce que je dis est profondément vrai : on peut se nourrir de mots, de rencontres, de rires. Et le corps y trouve très vite son plaisir, condition indispensable pour tenir d'autres manques à distance. Donc, qu'on se le dise, revenez vite, j'ai envie de vous comme jamais je n'ai eu envie d'un carré de ch... »

Là, oui, il y a rencontre et soutien puisque toutes les dimensions humaines sont au rendez-vous. Notre cerveau a besoin d'empathie émotionnelle, de paroles vraies, de rencontres pour se mettre en équilibre. On ne remplit pas un vide existentiel avec des leurres. Mieux vaudrait trouver des ami(e)s en vrai, des professionnels de santé qui écouteront et adapteront. On ne trouvera jamais cela avec le plus sophistiqué des logiciels.

Il existe aussi des forums en ligne gratuits *où trouver des recettes et des échanges positifs*, mais ils sont malheureusement envahis par les spots publicitaires pour des médicaments dangereux ou inutiles et des techniques qui n'ont rien à voir avec ce que j'ai tenté d'expliquer ici. Le risque de nouveau piège est donc très élevé.

Médecine et médicaments pour maigrir

Dans *L'Express* du 2 mai 2012, nous avons pu lire une interview du Dr Irène Frachon, cette femme courageuse qui s'est battue seule contre tous pour faire reconnaître les risques (et donc les victimes) du Médiator, ce dangereux médicament coupe-faim qui aurait dû être interdit depuis plus de trente ans puisqu'on en connaissait parfaitement les risques*. Elle a contre elle le laboratoire Servier et sa puissance de tir, et la plupart des médecins (qui auraient bien voulu se garder une molécule à prescrire pour satisfaire leurs patients). Son combat a démontré la collusion complète entre les grands laboratoires pharmaceutiques et les instances de contrôle gouvernementales, en particulier l'AFSSAPS, pulvérisée par le scandale. Parmi de nombreux propos très intéressants dans cette interview, elle dit : « Je suis une femme ordinaire, bordélique, faillible qui se demande comment perdre ses kilos en trop. Ne le répétez pas, j'ai suivi le régime X et j'ai tout repris. Maintenant je comprends pourquoi il a prescrit le Médiator. » Elle pose le vrai problème. Nous ne savons pas revenir en arrière des prises de poids excessives. Le sport ne marche qu'en prévention, pas tellement après. Notre cerveau tient à ses réglages de disette. Que reste-t-il à part le rêve d'un médicament efficace ?

Malgré des années de recherches scientifiques et d'illusions, il n'y a aucune molécule agissant sur l'un des sites (hormones, neuromédiateurs, tube digestif, adipocytes, pancréas, muscles, foie)… susceptibles de bloquer les mécanismes de faim. Toutes celles que l'on a tentées font d'énormes dégâts et ont dû être retirées du marché. Les molécules apparentées aux amphétamines (dont l'Isoméride et le Médiator) ont entraîné valvulopathies cardiaques, hypertension artérielle pulmonaire, suicides ou dépressions majeures. Celles qui freinent l'absorption digestive des graisses sont à l'origine d'insuffisances hépatiques gravissimes.

Pourtant les laboratoires pharmaceutiques continuent de déposer des demandes d'autorisation de mise sur le marché

* Probablement 2 000 morts en France en trente ans, et des dizaines de milliers de malades en insuffisance cardiaque !

(AMM) dans l'indication « coupe-faim », pour des molécules jumelles des précédentes, à peine déguisées, ou pour des anti-épileptiques (vous avez bien lu, ce n'est pas un lapsus) ou autres régulateurs cérébraux. Les bénéfices escomptés dans le marché de la minceur sont trop grands pour y renoncer... Un vrai scandale, très mal jugulé par les organismes de contrôle.

Il faut nous convaincre, individuellement et surtout collectivement, qu'il n'y aura pas avant longtemps, en l'état actuel des connaissances, de médicament efficace, pas de solution magique, pas de position de repli. « Le système (de faim) intégré et autorégulé est en équilibre très instable, et toute action ciblée sur une molécule entraîne aussitôt des réactions imprévisibles des autres. Immense déception[11]. »

À moins, bien sûr, que les nanotechnologies en voie d'apparition ne nous proposent d'installer des nanorégulateurs au cœur même de nos neurones pour en modifier le fonctionnement. Et peut-être même contrôlés à distance. Terrifiant !

... à Libidoland

Que nous reste-t-il ? Le plaisir d'être en vie et celui de faire bouger nos enfants pour qu'ils ne suivent pas la même pente. C'est déjà beaucoup !

Oublions le mot surpoids. Sortons de l'idéologie de la minceur, de l'immense névrose collective infantile qui voudrait nous voir tous minces, à tout âge et pour l'éternité, voudrait raboter tout ce qui déplaît. « Il y en a marre de cette société normative où tout ce qui dépasse, déborde, doit disparaître ! » Beau cri du cœur trouvé sur un forum d'un site d'amincissement.

Les très grands obèses sont des malades qui peuvent être soignés (mais très peu maigrir). Les autres, ceux que plombent trois, cinq, dix ou quinze kilos, *ayons le courage de ne pas mettre le doigt dans l'engrenage* et dans les pièges commerciaux qui nous attendent. En appliquant les chiffres sanguins de cholestérol, triglycérides et glycémie d'une population de personnes jeunes (20 à 30 ans) à des personnes plus âgées (50 à 80 ans), on fabrique artificiellement des « faux malades » 95 % de malades dans une tranche d'âge, quel pactole pour l'industrie pharmaceutique qui nous guette en se frottant les mains. Le piège est trop gros, c'est à nous de le déjouer. Il n'y a pas de solution satisfaisante ni au vieillissement, ni à la mort, ni au surpoids. La seule manière de gérer la prise de poids de nos sociétés nanties est d'arrêter le processus chez nos enfants et petits-enfants. Un seul objectif : protégeons-les.

Donc, maigres, dodus, girondes ou plus, « remuer nos muscles, tourner notre esprit vers des passions non alimentaires (amis, sorties, musique, expos, etc.) au lieu d'aller tout droit vers le frigo, l'écran ou la bouteille de whisky, retrouver un moral, un peps, une joie de vivre, un véritable élan* », même en vieillissant, même si la vie est rude. Évitons, pour nos enfants sinon pour nous-mêmes, de combler le vide de nos existences en dévorant. Réfléchir à nos façons de manger, éliminer les produits inutiles, être doux avec soi-même, parler avec des gens qui comprennent tous les enjeux et pas seulement ceux de la balance, c'est déjà beaucoup.

Si les enjeux médicaux étaient repris par les politiques, si les cantines scolaires s'y mettaient, surtout dans les quartiers

* Lu sur un forum.

défavorisés (d'où provient une large fraction des enfants trop gros), alors peut-être Crocodile ne serait plus gagnant. Sinon la nature est patiente, elle a le temps. Les plus beaux jardins ne s'entretiennent qu'un temps et redeviennent des friches. Les plus beaux régimes feront de même. Telle la mauvaise herbe, les kilos reviendront. Une société d'humains gavés, pollués, immobiles, grossira. La nature finit toujours par reprendre son processus spontané et ses droits…

Si des lecteurs veulent aller plus loin dans les aspects pratiques après avoir lu cet ouvrage, c'est sur le site Internet du GROS (Groupe de réflexion sur l'obésité et le surpoids) que je leur conseille de se rendre :

www.gros.org

Voir également mon site :

www.pourquoijaifaim.com

Notes

Introduction

1. Voir Tillon G., *Recherches ethnographiques dans les Aurès algériens près des tribus berbères semi-nomades, les Chaouïa, ou Aurassis*, 1934.

Chapitre 1

1. Cazenave M. (sous la dir. de), *Encyclopédie des symboles*, Le Livre de poche, 2003, p. 249.
2. Safran Foer J., *Faut-il manger les animaux ?*, L'Olivier, 2010. Entretien croisé entre J.S.F. et Élisabeth de Fontenay dans *Télérama*, n° 3181, 29 déc. 2010.
3. Pr Chancholle, Communication au congrès, « Périnatalité » de Béziers, 6 déc. 1996.
4. Maryse Vaillant, interview par Marie-Pierre Planchon, émission « Partir avec », France Inter, 28 oct. 2012.
5. Javary C., *100 mots pour comprendre les Chinois*, Albin Michel, 2008, p. 165.

Chapitre 2

1. Binford L., Binford S., *New Perspectives in Archaeology*, 1968.
2. Émission « La grande librairie », France 5, débat avec Tobie Nathan et Wadji Mouawad, 1er nov. 2012.
3. Ozgul A., Childs D.Z., Oli M.K., Armitage K.B., Blumstein D.T., Olson L.E., Tuljapurkar S., Coulson T., « Coupled dynamics of body mass

and population growth in response to environmental changes », *Nature*, 22 juillet 2010, 466, p. 482-5.

4. Greenaway T., « Nanoparticles in your food ? You're already eating them », *Grist*, 3 déc. 2012. http://grist.org/food/nanoparticles-in-your-food-youre-already-eating-them.

5. Voir Robin M.-M., *Le Monde selon Monsanto*, Arte, 11 mars 2008 , La Découverte, 2008.

6. Bourguignon C. et L., *Le Sol, la Terre et les Champs*, Éd. Sang de la terre, 2010, p. 209-211.

7. Recette complète sur le site : http://robin.blog.arte.tv/2010/08/30/la-tarte-aux-cerises-industrielle.

8. Raoult D., « Human microbiote : take-home lesson on growth promoters ? », *Nature*, 2008, 454, p. 690. Raoult D., « Probiotics and obesity : a link ? », *Nature Reviews Microbiology*, sept. 2009, 7, p. 616. Million M., Maraninchi M., Henry M., Armougom F., Richet H., Carrieri P., Valero R, Raccah D., Vialettes B., Raoult D., « Obesity-associated gut microbiota is enriched in Lactobacillus reuteri and depleted in Bifidobacterium animalis and Methanobrevibacter smithii », *Int J Obes*, Londres, juin 2012, 36(6), p. 817-825. Armougom F., Henry M., Vialettes B., Raccah D., Raoult D., « Monitoring bacterial community of human gut microbiota reveals an increase in lactobacillus in obese patients and methanogens in anorexic patients », 2009, 4(9), e7125 ; publié en ligne.

9. « Les Obélix américains se rebiffent », *Le Courrier international* Web-Les insolites, Ari LeVaux, Alternet, 6 oct. 2010.

10. Par exemple, de Moore L., *Arthur et moi*, Buchet-Chastel, 2012.

11. Si ça vous amuse comme moi, allez voir le portrait photo : http://bigbrowser. blog.lemonde.fr/2012/10/12/mutant-dans-1000-ans-nous-serons-moins-poilus-plus-grands-avec-de-petits-cerveaux.

Chapitre 3

1. Thirion M., « Conséquences à plus ou moins long terme des allaitements mal adaptés », in Szejer M. (sous la dir. de), *L'Art de nourrir les bébés*, Albin Michel, 2008, p. 225.

2. Marlier L., « Émergence et développement précoce des préférences olfactives et alimentaires », *Arch Ped*, 2009, 16, p. 532-34.

3. Voir Thirion M. et Challamel M.-J., *Le Sommeil, le Rêve et l'Enfant*, Albin Michel, 2011.

4. Moore E.R., Anderson G.C., Bergman N., « Early skin-to-skin contact for mothers and their healthy newborn infants », *Cochrane Database Syst Rev.*, 18 juil. 2007. Commenté in *J Adv Nurs*, mai 2008, 62 (4), p. 439-40.

5. Voir Thirion M., *Les Compétences du nouveau-né*, Albin Michel, 2002.

6. Nothomb A., *Métaphysique des tubes*, Albin Michel, 2002.

7. Pilliot M., « Le regard du naissant », *Les Cahiers de maternologie*, 2005.

8. Christensson K., Cabrera T., Christensson E., Uvnäs-Moberg K., Winberg J., « Separation distress call in the human neonate in the absence of maternal body contact », *Acta Paediatr*, mai 1995, 84(5), p. 468-73.

9. Cyrulnik B., *Un merveilleux malheur*, Odile Jacob, 2002, p. 178.

10. Huh S.Y., Rifas-Shiman S.L., Zera C.A., Rich Edwards J.W., Oken E., Weiss S.T., Gillman M.W., « Delivery by caesarean section and risk of obesity in preschool age children : a prospective cohort study », *Arch Dis Child*, 2012, 97, 7, p. 610-16.

11. Prior E., Santhakumaran S., Gale C., Philipps L.H., Modi N., Hyde M.J., « Breastfeeding after cesarean delivery : a systematic review and meta-analysis of world literature », *Am J Clin Nutr*, mai 2012, 95, p. 1113-35.

12. Goldani H.A., Bettiol H., Barbieri M.A., Silva A., Agranonik M., Morais M.B., Goldani M.Z., « Cesarean delivery is associated with an increased risk of obesity in adulthood in a Brazilian birth cohort study », *Am J Clin Nutr*, juin 2011, 93(6), p. 1344-7.

13. Langhendries J.P., « Early bacterial colonisation of the intestine : why it matters », *Ital J Pediatr*, 2005, 31, p. 360-369.

14. Ajslev T.A., Andersen C.S., Gamborg M., Sorensen T.I., Jess T., « Childhood overweight after etablishement of the gut microbiota : the role of delivery mode, pre-pregnacy weight and early administration of antibiotics », *Int J Obes*, 2011, 35 (4), p. 522-29.

Chapitre 4

1. Voir Cyrulnik B. *et al.*, *Votre cerveau n'a pas fini de vous étonner*, Albin Michel, 2012.

2. Karatas Z. *et al.*, « Breastmilk ghrelin, leptin and fat levels changing

foremilk to hindmilk : is that important for self-control of feeding ? », *Eur J Pediatr*, 2011, 170, p. 1273-1280.

3. Fields D.A., Demerath E.W., « Relationship of insulin, glucose, leptine, IL-6 and TNF-α in human breast milk with infant growth ans body composition », *Pediatr Obes*, août 2012, 7(4), p. 304-312.

4. Lire Challamel M.-J., Thirion M., *Le Sommeil, le Rêve et l'Enfant*, *op. cit.*

5. Clément M.-C., « Goûts et dégoûts dans l'enfance : la construction de la personnalité », lemangeur-ocha.com, 2004.

Chapitre 5

1. Cyrulnik B. *et al.*, *Votre cerveau n'a pas fini de vous étonner*, Albin Michel, 2012, p. 51.
2. *Id.*, p. 52.
3. Clément M.-C., *op. cit.*
4. Van Cauter, Knutson, 2008.

Chapitre 6

1. Ansermet F., Magistretti P., *Les Énigmes du plaisir*, Odile Jacob, 2010, p. 39-57.
2. Gluckman P.D., Hanson M.A., « Developmental and epigenetic pathways to obesity : an evolutionary-developmental perspective », *Int J Obes*, Londres, 2008, 32 suppl. 7, p. 562-71.
3. Junien C. *et al.*, « Épigénomique nutritionnelle du syndrome métabolique », *Médecine et Sciences*, 2005, 21, p. 396-404.
4. Alberts J.R., « Learning as adaptation of the infant », *Acta paediatr*, 1994, suppl., 397, p. 77-85.
5. Tout ce paragraphe est directement inspiré des écrits et conférences de Ansermet F., Magistretti P., en particulier *Les Énigmes du plaisir*, *op. cit.*
6. Pour en savoir plus, lire Cyrulnik B. *et al.*, *Votre cerveau n'a pas fini de vous étonner*, *op. cit.*
7. Ansermet F., Magistretti P., *À chacun son cerveau, Plasticité cérébrale et insconscient*, Odile Jacob, 2004.
8. Bourgeois J.-P., « La synaptogenèse et le cerveau du bébé », 9e colloque de périnatalité de l'ARIP, « Soigner, prendre soin du bébé et de ses parents », Avignon, mars 2011 ; à paraître aux éditions Érès.
9. Ansermet F., Magistretti P., *À chacun son cerveau*, *op. cit.*

Chapitre 7

1. Dickson S.L., « Une nouvelle hormone : la ghréline », *Les Brèves de neuroendocrinologie*, British Society for Neuroendocrinology, 2001, mise à jour 2005.

2. Buyse M. *et al.*, « Effets paracrines de la leptine produite par l'estomac », *Med Sci*, Paris, févr. 2004, 20(2), p. 183-8.

3. Le plus connu est la propriomélanocortine (POMC).

4. Nous ne parlerons pas ici de leur toxicité, c'est un autre sujet.

5. Durraffourd C. *et al.*, « μ-opioid receptors and dietary protein stimulate a gut brain neural circuiltry limiting food intake », *Cell*, 2012, vol. 50 (2), p. 377-388.

6. Le glucagon-like peptide (GLP-1), l'oxyntomoduline, le peptide tyrosine-tyrosine (PYY).

7. AGLC : acides gras libres circulants.

8. Acide gras libre circulant + coenzyme A.

9. Lam T.K., Schwartz G.J., Rossetti L., « Hypothalamic sensing of fatty acids », *Nat Neurosci*, 2005, 8, p. 579-84.

10. Pelchat M.L., Johnson A., Chan R., Valdez J., Ragland J.D., « Images of desire : Food-craving activation during fMRI », *NeuroImage*, 2004, 23, p. 1486-93. Pelchat M.L., « Food addiction in humans », *Journal of Nutrition*, 2009, 139, p. 620-22. Corsica J.A., Pelchat M.L., « Food addiction : true or false ? », *Current Opinions in Gastroenterology*, 2010, 26, p. 165-69.

11. Riou J.-P., Laville M., « Le jeûne, Utilisation des substrats énergétiques », *Enseignement de la nutrition*, t. 1, Document du Collège des enseignants en nutrition, 1994.

Chapitre 8

1. Ahima R.S., « Adipose tissue as an endocrine organ », *Obesity*, 14 (5), p. 242S-249S.

2. L'étymologie de nostalgie, c'est « douleur du nid », dit B. Cyrulnik.

3. Dumond H., Presle N., Terlain B., Mainard D., Loeuille D., Netter, Pottie P., « Evidence for a key role of leptin in osteoarthritis », *Arthritis and Rheumatism*, 2003, 48(11), p. 3118-29.

Conclusion

1. Skrabanek P., McCormick J., *Idées folles, idées fausses en médecine*, Odile Jacob, 1992, p. 96-99.
2. Heymsfield S.B., Cefalu W.T., « Does body mass index adequately convey a patient's mortality risk ? », *JAMA*, 2 jan. 2013, 309(1), p. 87-8.
3. Voir Huston N., *Reflets dans un œil d'homme*, Actes Sud, 2012, p. 135-159.
4. Dr Hansel B., endocrinologue à la Pitié-Salpêtrière.
5. Dr Lecerf J.-M., chef du service de nutrition, professeur associé à l'Institut Pasteur de Lille.
6. Ansermet F., Magistretti P., *Les Énigmes du plaisir*, *op. cit.*, p. 92.
7. Li G., Zhang P., Wang J. *et al.*, « The long-term effect of lifestyle interventions to prevent diabetes in the China Da Qing Diabetes Prevention Study : a 20-year follow-up study », *Lancet*, 2008, 371, p. 1783-1789.
8. Étude parue dans l'*American Journal of Clinical Nutrition*, effectuée par des chercheurs de l'Inserm coordonnée par Marie-Aline Charles dans le cadre de l'étude Fleurbaix-Laventie Ville Santé II, menée de 1997 à 2002.
9. Voir Alice Miller, *C'est pour ton bien. Racines de la violence dans l'éducation de l'enfant*, Aubier, 1980.
10. Dobelli R., *Arrêtez de vous tromper !*, Eyrolles, 2012, p. 37-43.
11. Pr Even P., Debré B., *Guide des 4 000 médicaments utiles, inutiles et dangereux*, Cherche-Midi, 2012, p. 406-409.

Remerciements

Si de multiples lectures ont mûri ma réflexion pour cet ouvrage, parmi les auteurs je tiens tout spécialement à remercier :

François Ansermet et Pierre Magistretti qui m'ont fait découvrir le monde du fonctionnement cérébral et la complexité de nos régulations ;

Boris Cyrulnik qui, depuis des décennies, alimente par ses écrits mes orientations de travail et de recherche ;

Jean-Philippe Zermatti et Gérard Apfeldorfer, seuls nutritionnistes « en vogue » à avoir compris, me semble-t-il, la faim et ses enjeux.

Enfin, et plus que tout autre, Mathilde Nobécourt, mon éditrice, pour son infinie patience et son attention sans faille au fil des longues années de gestation de cet ouvrage.

Et à Maman qui à près de 90 ans se demande toujours si nous avons assez mangé.

Table

II. LA FAIM AU FIL DE LA VIE
APPRENTISSAGES ET CONDITIONNEMENTS

III. POUR EN FINIR AVEC LA PEUR DE MANQUER
DES MÉCANISMES DE SÉCURITÉ INÉBRANLABLES

DU MÊME AUTEUR

CHEZ LE MÊME ÉDITEUR

L'Allaitement,
2004.

Les Compétences du nouveau-né,
2002.

Le Sommeil, le Rêve et l'Enfant,
avec M.-J. Challamel, 2011.

Composition IGS-CP
Impression CPI Bussière en juillet 2013
à Saint-Amand-Montrond (Cher)
Éditions Albin Michel
22, rue Huyghens, 75014 Paris
www.albin-michel.fr

ISBN : 978-2-226-24845-9
N° d'édition : 09811/01. – N° d'impression : 2004033.
Dépôt légal : septembre 2013.
Imprimé en France.